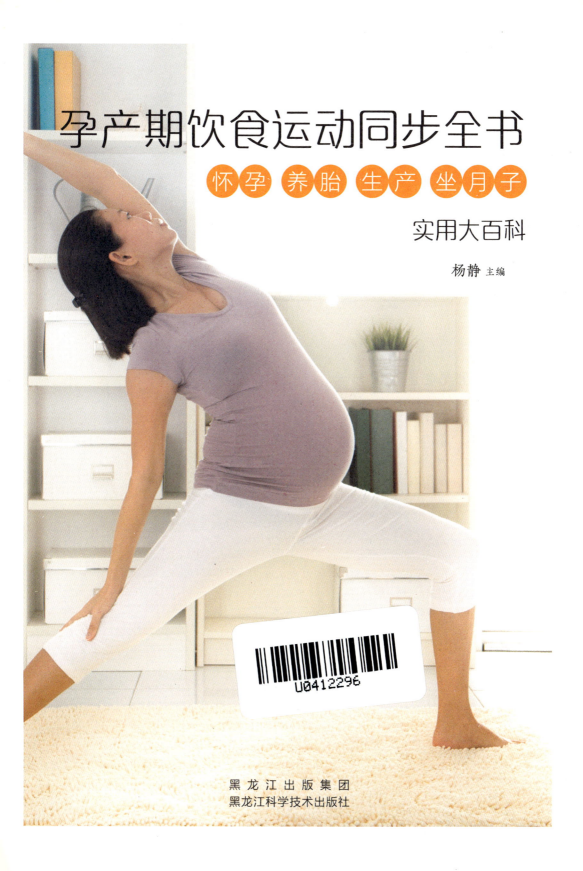

图书在版编目（CIP）数据

孕产期饮食运动同步全书 / 杨静主编. -- 哈尔滨：黑龙江科学技术出版社，2017.6
ISBN 978-7-5388-9143-0

Ⅰ. ①孕… Ⅱ. ①杨… Ⅲ. ①孕妇－营养卫生－基本知识②产妇－营养卫生－基本知识③产褥期－健身运动 Ⅳ. ①R153.1②R173.9

中国版本图书馆CIP数据核字（2017）第027543号

孕产期饮食运动同步全书
YUN-CHANQI YINSHI YUNDONG TONGBU QUANSHU

主　　编	杨　静
责任编辑	刘　杨
摄影摄像	深圳市金版文化发展股份有限公司
策划编辑	深圳市金版文化发展股份有限公司
封面设计	深圳市金版文化发展股份有限公司
出　　版	黑龙江科学技术出版社
	地址：哈尔滨市南岗区建设街41号　邮编：150001
	电话：(0451)53642106　　传真：(0451)53642143
	网址：www.lkcbs.cn　　www.lkpub.cn
发　　行	全国新华书店
印　　刷	深圳雅佳图印刷有限公司
开　　本	723 mm×1020 mm　1/16
印　　张	12
字　　数	160千字
版　　次	2017年6月第1版
印　　次	2017年6月第1次印刷
书　　号	ISBN 978-7-5388-9143-0
定　　价	29.80元

【版权所有，请勿翻印、转载】

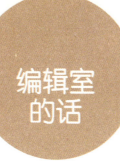
编辑室的话

女人孕期和产后做对了，幸福无忧

在一个女人的生命过程中，有很多个不同的阶段，其中，怀孕与生产是大部分女性一生中极为重要的阶段，这一阶段的身体调养也很重要。

对于孕产妇而言，吃是头等大事。此阶段什么该吃，什么不该吃，能否做运动，适合做哪些运动，等等问题，都是关系女人一生健康和美丽的重大课题，同时对于腹中的宝宝也有很大的影响。

在十月怀胎到一朝分娩的过程中，孕妈妈的内心常有焦虑感和紧张感。对于长辈传授的古老经验与偏方，年轻一辈的父母难免会担心过时或者不科学，但从网络上搜寻到的资讯或从书籍看来的经验，有时也会觉得不实用，也不可能大事小事全都跑去找专家咨询。那么到底该怎么办呢？本书可以给你答案。

全书分为四个章节，针对孕期饮食、产后饮食、孕产期运动以及孕产的常见问题，给予准爸妈全面的孕期饮食运动指导，无论是妈妈们各时期该补充哪些营养素，这些营养素有哪些食材，怎样烹调出各时期开脾又健康的美味佳肴，还是依据孕产妇常见的病症，妥善运用饮食方式进行调理，达到安全、又健康的养生疗法，书中都有详细的介绍，图文并茂的方式让你读得明白，吃得放心。

另外，孕产期间，妈妈的一举一动，对宝宝而言也是影响很大的。因为宝宝在妈妈肚子里时，所接收到的营养成分都由母体提供，如果母体营养不足或营养过剩，会直接影响腹中宝宝健康。而宝宝出生后，婴儿时期的营养来自于母乳，所以孕产妇和哺乳期妇女的健康，直接决定宝宝的生长发育。

本书的特色在于结合了现代科技，读者只要用手机或平板电脑扫描书中二维码，就能观看该道菜烹调视频，让你一看就懂、一学就会，跟着视频轻松学做美味的孕产期美味佳肴。

希望妈妈们可以通过健康的运动及正确的饮食摄入，达到自身良好的孕产期照护，度过幸福孕产期。

目录 Contents

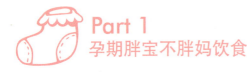

Part 1 孕期胖宝不胖妈饮食

- 002 孕期养胎瘦孕饮食原则
- 002 六大孕期饮食基本原则
- 002 六类食物需均匀摄取
- 005 孕期要远离的食物
- 005 易致流产的食物
- 005 八大类食物需慎食
- 007 孕初期饮食攻略
- 007 孕1-3月该补充的营养素
- 009 孕初期多吃含叶酸的食物
- 010 多吃含维生素B₆的食物
- 011 多吃含维生素C的食物
- 012 多吃含镁的食物
- 013 多吃含维生素A的食物
- 014 · 味噌三文鱼炖饭
- 015 · 南瓜海鲜炖饭
- 016 · 滴鸡精
- 017 · 红烧牛肉面
- 018 · 鲜虾芦笋
- 019 · 蒜蓉空心菜
- 020 · 枸杞皇宫菜
- 021 · 香煎鸡腿南瓜
- 022 · 陈煮鱼
- 023 · 家常鱼头豆腐汤
- 024 · 茄汁黄瓜
- 025 · 艾叶煎鸡蛋
- 026 · 蒜香茄子杯
- 027 · 虾仁炒上海青
- 028 孕中期饮食攻略

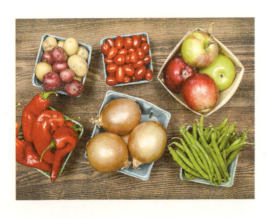

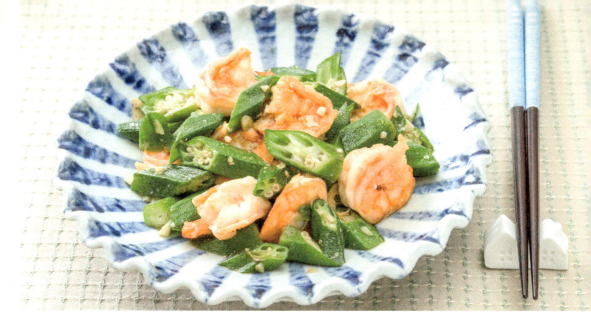

028	孕4-6月该补充的营养素	047	孕7-10月该补充的营养素
030	孕中期多吃含锌的食物	049	孕后期多吃含糖的食物
031	多吃含钙的食物	050	多吃含脑黄金的食物
032	多吃含维生素D的食物	051	多吃含膳食纤维的食物
033	多吃含铁的食物	052	多吃含硫胺素的食物
034	•蚬精	053	•奶油三文鱼炖饭
035	•牡蛎豆腐汤	054	•姜丝鲜鱼汤
036	•萝卜蔬菜卷	055	•黑麦汁鸡肉饭
037	•豆腐虾	056	•山药鸡汤
038	•芦笋鸡肉卷	057	•卤牛腱
039	•铁板豆腐	058	•木须炒面
040	•肉炒三丝	059	•牛蒡炒肉丝
041	•秋葵炒虾仁	060	•清蒸茄段
042	•水蒸鸡全翅	061	•豆腐肉饼
043	•藕片花菜沙拉	062	•菠菜鸡蛋干贝汤
044	•绿豆芽拌猪肝	063	•玉米排骨汤
045	•酸脆鸡柳	064	•鸡肉拌黄瓜
046	•山苏炒小鱼干	065	•虾仁蒸豆腐
047	孕后期饮食攻略	066	怀孕不适症饮食攻略

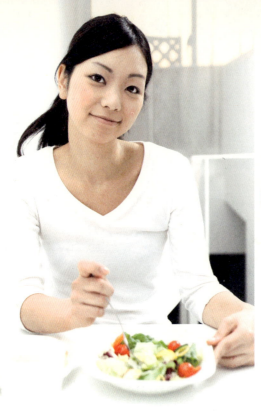

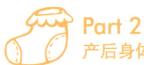

Part 2 产后身体调理饮食

076	产后坐月子饮食原则
076	九大产后饮食基本原则
078	三大产后饮食要诀
079	根据体质科学调养
080	坐月子要远离的食物
080	五大产后饮食禁忌
080	特殊体质产妇的饮食禁忌
082	产后第一周饮食攻略
082	产后第一周的身体变化
082	剖宫产妈妈需注意
083	产后第一周饮食调养重点
085	·麦芽粥
085	·红绿豆养生粥
086	·西红柿百合猪肝汤
087	·当归鲈鱼汤
088	·海带鸡汤
089	·猪排炖黄豆芽汤
090	·生化汤
091	·哺乳茶
092	产后第二周饮食攻略
092	产后第二周的身体变化
092	产后第二周生活调养重点
093	产后第二周饮食调养重点
094	·枸杞猪肝

066	孕吐
066	食欲不振
066	头晕
066	易疲倦
067	便秘
067	腹部胀痛
067	睡眠不足
067	下肢水肿
067	腰酸背痛
068	·清香西红柿饭
069	·清蒸丝瓜蛤蜊
070	·照烧秋葵
071	·姜糖炖藕片
072	·土豆沙拉
073	·鲜乳奶酪

095	・芥蓝炒虾仁	115	・紫菜蛋卷
096	・蛤蜊豆腐培根汤	116	・山药酥
097	・花生猪蹄汤	117	・枸杞鸡丁
098	・川七乌骨鸡汤	118	・参芪四物汤
099	・青木瓜炖猪蹄	119	・何首乌骨鸡汤
100	・薏仁莲子汤	120	・红枣百合银耳汤
101	・黑豆蜜茶	121	・山药桂圆汤
102	产后第三周饮食攻略	122	・花椒红糖饮
102	产后第三周的身体变化		
102	产后第三周生活调养重点		
103	产后第三周饮食调养重点		
104	・牛肉炒西蓝花		
105	・肉末茄子		
106	・山药香菇鸡		
107	・干贝香菇鸡汤		
108	・茭白鲈鱼汤		
109	・姜枣乌骨鸡汤		
110	・银耳莲子汤		
111	・薏仁小米豆浆		
112	产后第四周饮食攻略		
112	产后第四周的身体变化		
113	产后第四周生活调养重点		
113	产后第四周饮食调养重点		
114	・冬菇煨鸡		

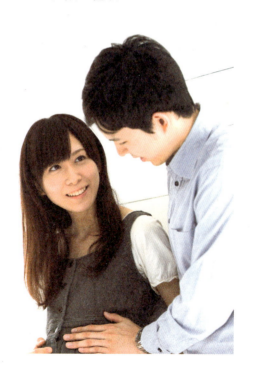

Part 3 "孕"动指南

123 ・八宝粥	134 孕初期运动攻略
124 产后不适症饮食攻略	134 颈部运动（孕1月）
124 产后乳房胀痛怎么办？	135 背部伸展（孕2月）
125 乳头破裂如何预防？	135 鳄鱼式（孕2月）
125 乳腺炎的症状有哪些？	135 脚踝运动（孕2月）
125 如何防止异物进入乳腺管内？	135 肩颈活动（孕2月）
125 剖宫产妈妈泌乳量少怎么办？	136 莲花坐侧伸展式（孕3月）
126 ・归芪鸡汤	137 孕中期运动攻略
127 ・山药芝麻糊	137 手臂伸展（孕4月）
128 ・冬瓜鲈鱼汤	138 腹背肌运动（孕5月）
129 ・糖醋藕片	138 凯格尔运动（孕6月）
130 ・木耳鸡汤	139 猫式（孕6月）
131 ・八珍排骨汤	140 孕后期运动攻略
	140 狗式（孕7月）
	141 蹲式二式（孕8月）
	142 简易户外运动（孕9月）
	143 跨步扭脊式（孕10月）
	144 产前体操攻略
	144 下蹲—增强骨盆关节柔韧度
	144 盘腿而坐—增强骨盆关节柔韧度
	145 增强会阴弹性
	145 骨盆摇摆运动
	146 产褥期运动攻略

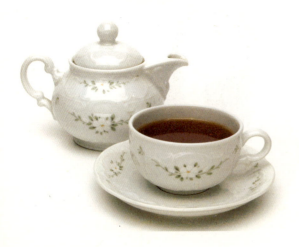

146 脚踝运动（分娩当天）	158 缓和运动
146 手腕运动（分娩当天）	159 交叉倒膝运动
146 胸式呼吸（分娩当天）	160 桥式
147 腹式呼吸（分娩第2天）	160 大腿运动
147 抬头式呼吸（分娩第2天）	161 肩胛骨运动
148 手臂运动（分娩第2天）	
149 腹直肌运动（分娩3～4天）	
149 脚踝运动（分娩3～4天）	
149 骨盆倾斜运动（分娩3～4天）	
150 下半身运动（分娩5～6天）	
151 腰部运动（分娩5～6天）	
152 产后瘦身操攻略	
152 腰部运动方法一	
152 腰部运动方法二	
153 胸部运动方法一	
153 胸部运动方法二	
154 腹部运动方法一	
154 腹部运动方法二	
155 背部运动	
155 臀部运动	
156 骨盆运动	
156 曲线美运动	
157 暖身运动	

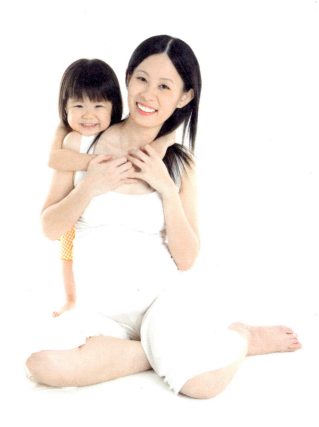

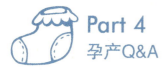

Part 4
孕产Q&A

- 164　Q1　预产期如何推算?
- 165　Q2　孕妇的肩膀不能拍吗?
- 165　Q3　孕妇可以搬重物吗?
- 165　Q4　孕期吃药会伤到胎儿吗?
- 166　Q5　孕期能使用药布或酸痛药膏吗?
- 166　Q6　孕期能接种疫苗吗?
- 166　Q7　孕期能参加婚丧活动吗?
- 166　Q8　怀孕初期能公开吗?
- 167　Q9　孕期能按摩吗?
- 167　Q10　孕期一定要大量进补吗?
- 167　Q11　孕妈的主食摄入有哪些注意事项?
- 168　Q12　孕期能否在外进食?
- 168　Q13　如何缓解孕期失眠?
- 169　Q14　孕期能否用蛋白质粉代替肉类补充蛋白质?
- 169　Q15　孕妈妈可以吃含草酸的食物吗?
- 169　Q16　孕期可否吃火锅?
- 170　Q17　不爱吃肉的孕妈妈该怎么办?
- 170　Q18　孕妈妈孕吐严重时,可以不吃早餐吗?
- 171　Q19　孕早期需要喝孕妇奶粉吗?
- 171　Q20　如何缓解孕期不适?
- 172　Q21　如何缓解焦虑情绪?
- 172　Q22　妊娠糖尿病孕妈妈在饮食上要注意什么?
- 173　Q23　孕期如何科学吃水果?
- 173　Q24　如何安排临产饮食?

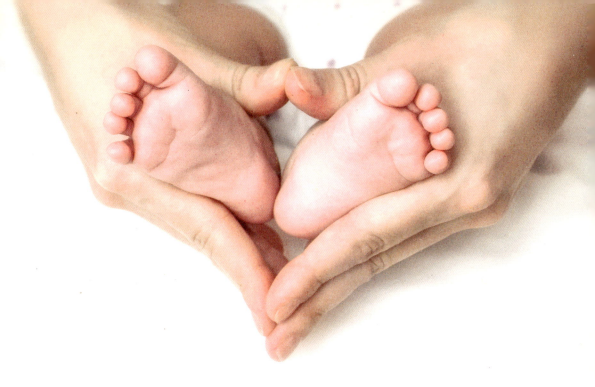

173	Q25	孕期吃鱼怎么选?
174	Q26	临产前需要准备什么?
175	Q27	自然产与剖宫产的优缺点有哪些?
176	Q28	坐月子的时间以多久为宜?
176	Q29	恶露是什么?
177	Q30	如何安排月子餐?
177	Q31	产后多喝黑糖水或红糖水对身体有益吗?
178	Q32	产后可以吃盐吗?
178	Q33	产后多吃蔬菜水果对身体有哪些好处?
178	Q34	产后多吃鸡蛋对身体健康有益吗?
179	Q35	哺乳妈妈饮食有什么注意事项?
179	Q36	剖宫产妈妈可以催奶吗?
179	Q37	产后需要尽早喂奶吗?
180	Q38	新妈妈如何哺乳?
180	Q39	新生儿体重下降正常吗?
180	Q40	新生儿腹泻怎么办?

Part 1
孕期胖宝不胖妈饮食

怀孕期间,都说"一人吃两人补",那么,孕期如何吃得好,达到养胎不养肉的目的呢?本章节将为您详细介绍孕期养胎瘦孕的饮食原则,并根据不同的孕程推荐相应的营养食谱,真正帮助孕妈妈达到胖宝不胖妈的饮食功效,一起来看看吧!

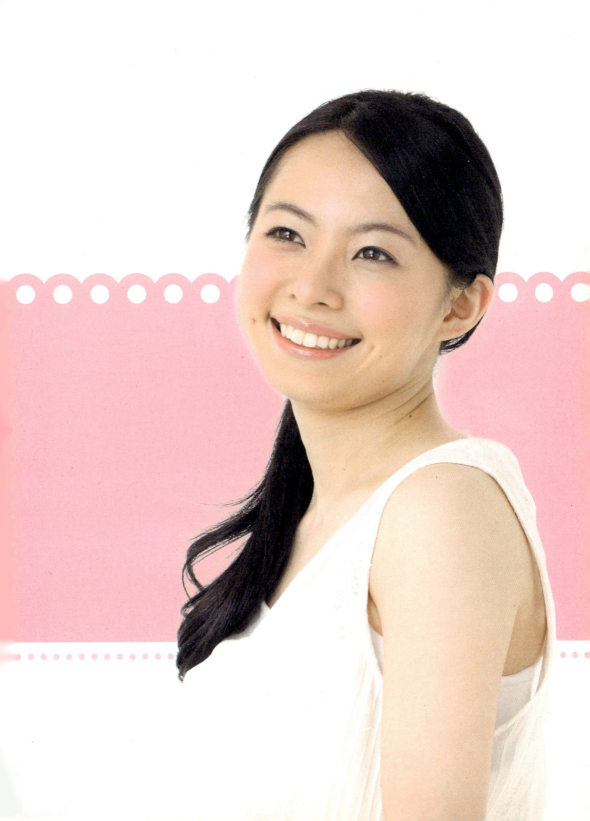

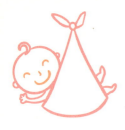

孕期养胎瘦孕饮食原则

孕妈妈的健康、情绪、饮食等都关系着宝宝的生长发育,该如何才能达到养胎瘦孕呢?让我们来一探究竟。

六大孕期饮食基本原则

1.供给足够的热量与营养素

按照孕妈妈每日膳食中,热量和各种营养素供给量的标准,合理调配膳食,使每日进食的食物种类齐全,数量充足。尤其注意补充孕妈妈较易缺乏的钙、铁、维生素D和B族维生素等。

2.选择食物要多样化

每日膳食中应包括粮谷、动物性食物、蔬菜水果、牛奶及乳制品等食物,并轮流选用同一类中的各种食物。这样既可使膳食多样化,又可使各种食物在营养成分上达到互补作用。另外,同时要注意膳食的季节性变化。

3.进食时要保持适量

每餐应有一定的饱足感,既要避免胃肠负担过重,又要不出现饥饿感,每餐饭菜的组成最好兼具粗糙和精致、固体和液体、浓缩和稀薄的食物适当搭配,使身体能均匀消化吸收。

4.调整合理的膳食制度

把整天的食物定质、定量、定时地合理分配。三餐的热量分配合理,全天的热量分配以早餐25%~30%、中餐40%、晚餐30%~35%为宜。如果消化道功能降低,胎儿、子宫增大后挤压胃肠道,可根据具体情况,适当减少餐次和调整进食数量。

5.注意膳食的感官状态

适宜的烹调以减少营养素的损失,并尽量做到膳食的色调秀人、香气扑鼻、味道鲜美、外型美观,以刺激食欲,促进食物的消化与吸收。

6.依BMI值增加孕期体重

孕期10个月的体重增加,一般来说,怀孕初期是0~2千克;怀孕中期约增加5千克;怀孕后期则增加5~7千克,整个孕期增加10~14千克。

不过怀孕期间应参考孕前的BMI值来增加体重,如果孕前的BMI值<18.5,则可增加12.5~18千克;BMI值位于18.5~24.9之间,可增加11.5~16 千克;如果体重较重,BMI值在25.0~29.9,则只能增加7~11.5千克。

六类食物需均匀摄取

1.全谷根茎类

全谷根茎类食物是孕妈妈热量的主要来源,其中五谷饭、糙米饭等粗粮以及根茎类食物,更是富含膳食纤维与矿物质,用来取代精致的白米饭,是不错的选择。

全谷根茎类是怀孕期间孕妈妈主要的热量来源，如米饭、面条、面包、馒头、麦片、红薯、土豆、玉米、山药等。

根据卫生福利部国民健康署（台湾地区卫生机构）发布，孕妈妈在五谷根茎类方面，每日建议摄取量为2～3.5碗，怀孕后期增加0.5碗；其中如果是未精制类可摄取1～1.5碗，如糙米、荞麦、燕麦等；精制类可摄取1～2碗，如白米、面条等；怀孕后期增加0.5碗。

碗为一般家用的饭碗，容量为240毫升，重量为可食重量。1碗＝4份＝糙米饭1碗（200克）＝全荞麦、全燕麦80克＝全麦大馒头1又1/3个（100克）＝全麦土司1又1/3片（100克）＝白米饭1碗＝熟面条2碗。

怀孕时可以依照孕妈妈怀孕前的体重来调整。若原本体重较轻者，其增加量可较多，若为原来体重较重者则其增加量不宜太多，应配合怀孕期间的体重增加曲线来摄取足够的热量。自怀孕的第二期及第三期起，每日热量摄取应增加1260千焦。而每个人每天所需要的总热量，会依孕妈妈的年龄、活动量等不同因素而调整。

建议怀孕期间体重增加，以每周增加0.5千克，孕期总体重增加10～14千克为宜。怀孕初期的体重建议增加1～2千克即可；怀孕中期平均增加5～6千克；怀孕后期体重增加稍稍减缓，平均增加4～6千克即可。

2.豆鱼肉蛋类与低脂乳品类

豆鱼肉蛋类与低脂乳品类是孕妈妈主要的蛋白质和钙质来源。蛋白质是胎儿生长发育的基本原料，对大脑的发育尤为重要；钙质则有助于胎儿骨骼的发展，必须均衡摄取。

这类食物提供蛋白质，可以帮助细胞成长，促进组织生成。孕妈妈饮食中的蛋白质来源建议一半以上来自高生物价的蛋白质，可用优酪乳、优格、芝士等代替牛奶。

根据卫生福利部国民健康署发布，孕妈妈在豆蛋鱼肉类方面，每日建议摄取量为4～6份，怀孕后期增加1份；低脂乳品类每日建议摄取量1.5份。

豆鱼肉蛋类1份＝毛豆50克＝无糖豆浆1杯＝传统豆腐80克或嫩豆腐半盒（140克）＝小方豆干1又1/4片（40克）＝鱼35克或虾仁30克＝鸡肉30克或猪肉、羊肉、牛腱35克＝鸡蛋1个（65克）

低脂乳品类1份＝低脂或脱脂牛奶1杯（240毫升）＝低脂或脱脂奶粉3汤匙（25克）。

3.蔬菜类

蔬菜含有丰富的维生素C，有助于构成一个强健的胎盘，使胎儿预防感染，并促进铁质的吸收。其中深色蔬菜所含的叶酸，更是胎儿中枢神经系统发育所必需的营养素。

根据卫生福利部国民健康署发布，孕妈妈在蔬菜类方面，每日建议摄取量为3～4份，怀孕后期增加1份。（1份＝煮熟后相当于直径15厘米盘1碟＝收缩率较高的蔬菜如苋菜、红薯叶等，煮熟后约占半碗＝收缩率较低的蔬菜如芥蓝菜、西蓝花等，煮熟后约占2/3碗。）

4.水果类

水果中含有丰富的纤维素，孕妈妈多吃水果可以预防便秘的发生，并补充维生素C。但要注意避免食用太甜的水果，以免摄取过多的甜分，造成身体的负担。

根据卫生福利部国民健康署发布,孕妈妈在水果类方面,每日建议摄取量为2~3份,怀孕后期增加1份。1份=红西瓜1片(365克)或小玉西瓜1/3个(320克)=椪柑1个、木瓜1/3个(190克)=香蕉(大1/2根、小1根,95克)。

5.油脂类

在孕期中油脂的摄取很重要,像是动物性油脂有鸡油、鱼油、猪油等;植物性油脂,像是橄榄油、芝麻油,或是核桃、花生等坚果类食物。

动物性油脂因容易引起心血管方面的疾病,所以尽量少用。根据卫生福利部国民健康署发布,孕妈妈在油脂类及坚果类方面,每日建议摄取量为3~6份。1份=黄豆沙拉油、橄榄油、芥花油等各种烹调用油1茶匙(5红薯)=瓜子1汤匙、杏仁果5粒、核桃仁2粒(7克)=花生仁10粒(80克)=黑(白)芝麻1汤匙+1茶匙(10克)=腰果5粒(8克)。

食材推荐

糯米

糯米营养丰富,含有淀粉、钙、磷、铁、维生素B_1及维生素B_2等成分,对妊娠期频尿亦有好的食疗效果。

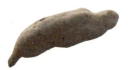

红薯

含维生素A、维生素C、钙、磷、铁等营养素,能刺激消化液分泌及胃肠蠕动,非常适合作为孕妈妈的主食。

红豆

含蛋白质、食物纤维、钾、钙、铁、镁、锰、锌等营养素,可促进血液循环及增强抵抗力等,是孕妈妈的好伙伴。

芝麻

芝麻含蛋白质、胡萝卜素、维生素E、B族维生素及钙、磷、铜、锌、硒等营养素,对便秘的孕妈妈有很好的疗效。

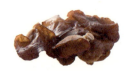

木耳

木耳含蛋白质、膳食纤维、维生素B_2等多种营养素,对于孕妈妈的便秘、贫血、腰腿疼痛、手足抽筋都有一定的帮助。

苹果

苹果含多种维生素、膳食纤维、钙、磷、铁、钾、果胶等营养素,有助于降血压和保持大小便畅通。

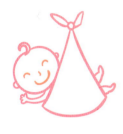

孕期要远离的食物

在怀孕的过程中,孕妇应了解更多的饮食常识,能吃哪些食物?不能吃哪些食物?将身体状况调理到最好,才能为自己和宝宝打下厚实的基础。

易致流产的食物

1.薏仁

性质滑利,对子宫有兴奋作用,会促使子宫收缩,引发胎儿早产及流产的可能性。其利水作用不仅止于利尿,也会把组织中的水分排出,间接使羊水变少,对胎儿极为不利。怀孕7~10个月的孕妈妈忌吃。

2.苋菜

属寒凉、滑利食物,对子宫有兴奋作用,会增加宫缩次数及强度,易导致早产及流产。怀孕7~10个月的孕妈妈忌吃苋菜。

3.山楂

怀孕后,体内会发生一连串的生理变化,出现食欲减退、恶心、呕吐等反应,所以喜欢吃些酸性食物来弥补胃酸的不足,缓解不适症状。但不是所有酸味食物都适合孕妈妈食用,尤其是山楂,因为会刺激子宫,引发流产,因此孕妈妈应禁止食用。

4.辣椒、花椒、芥末

以上食物都属热性食物,具刺激性,容易造成肠道干燥、便秘及子宫收缩而导致胎儿躁动不安、流产、羊水早破、早产等。

5.酒

孕妈妈即使是少量饮酒,也会对胎儿的生长发育产生影响。如果大量饮酒会导致胎儿发育畸形、心脏发育不全、低智商、低体重及发展迟缓等,并会造成胎儿流产、早产及死产,因此孕妈妈一定要禁止饮用。

八大类食物需慎食

1.酸性食物

妊娠早期胎儿的酸度低,酸性物质容易在胎儿组织中大量聚集,影响胚胎细胞正常发育而导致胎儿畸形。怀孕2周内不要吃。

2.糖精及含糖精的食物

孕妈妈长期食用会对胃肠黏膜产生强烈刺激,影响消化酶功能,易导致消化不良,造成营养吸收功能障碍,对母体及胎儿都会造成损害。

3.生冷食物

寒凉食物易损伤脾胃,影响消化及吸收功能。孕妈妈食用后容易导致身体疲乏无力、精神不振,影响铁质吸收,并产生腹痛、腹泻等症状。

4.霉变食品

霉菌素的侵害可能导致胎儿罹患肝癌、胃癌等,甚至停止发育而导致死胎、流产。

5.罐头食品

此类食品经高温处理后,营养成分会受破坏,孕妈妈长期食用会造成营养不良。

6.速食类食品

泡面等速食类食品缺乏胎儿发育所必需的营养素,会造成胎儿发育迟缓,出生后先天不足。

7.大补食品

许多补品含有较多激素,孕妈妈滥用会影响胎儿正常成熟并干扰其生长发育,可能导致其性早熟。

8.高脂肪食物

孕妈妈长期大量食用此类食物,不仅易导致胆固醇囤积,还会增加催乳激素合成,诱发高血压及罹患结肠癌、乳癌等。

八大食物要少吃

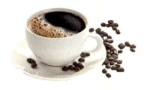

咖啡
孕妈妈摄取过量,会影响胎儿骨骼发育,也会增加流产几率。

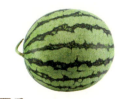

西瓜
属寒凉食物,孕妈妈食用后会刺激子宫收缩,也会引起头晕、心悸等症状。

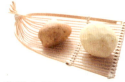

发霉土豆
发霉土豆含有龙葵素毒素,任何烹调方式都不会消失,会导致胎儿畸形。

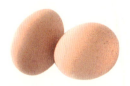

生鸡蛋
含有碍生物素吸收的抗生物素蛋白,大量摄取会阻碍人体对生物素的吸收。

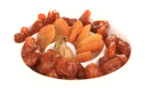

蜜饯
蜜饯添加大量色素及防腐剂,吃进肚里,不仅损害母体还会危害胎儿健康。

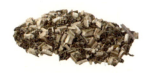

益母草
具有活血化瘀功效,会使子宫兴奋及强力收缩,易造成胎儿流产或早产。

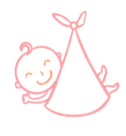

孕初期饮食攻略

怀孕之后,孕妈妈对营养的需求比未怀孕时大大增加,除了自身需要的营养外,还要源源不断地供给肚子里的胎儿生长发育所需的营养。

孕1-3月该补充的营养素

叶酸(保证胎儿正常发育、维持母体健康孕育)

叶酸对人体十分重要,不仅是体内DNA合成的重要推手之一,更是红细胞的制造来源。对孕妈妈来说,怀孕初期应摄取足够的叶酸,否则对母体与胎儿都会产生不好的影响。

叶酸与维生素B_6、维生素B_{12}一起作用,可以分解同半胱氨酸,使之变成甲硫氨酸。前者是氨基酸的一种,会伤害动脉血管,造成血管刮痕,对人体造成伤害;后者则是人体需要的必需氨基酸之一。

孕妈妈相较一般人来说更需要叶酸,缺乏时可能产生疲惫、头晕、呼吸不顺畅等现象,甚至会增加孕妈妈发生贫血的可能性,严重时还会造成早产与流产。怀孕前四周应补足叶酸,不仅可减少胎儿神经系统及大脑产生缺陷的几率,对于母体在孕期中子宫、胎盘内的细胞增生也很有帮助。

胎儿若无法从母体摄取足够叶酸,会对本身发育造成不良影响,很可能在神经系统与大脑的建构过程中产生缺陷,变成脊柱裂、水脑症及无脑儿等先天畸形。

孕妈妈摄取足够叶酸,最好的方式是从均衡饮食中获得,部分孕妈妈会自行补充高剂量叶酸,这是相当危险的,补充高剂量叶酸需取得医生同意,否则很可能超过人体所需,反而造成反效果。

孕妈妈若摄取过多叶酸,可能出现恶性贫血的症状,造成医生误判,还会使身体无法反映维生素B_{12}的缺乏,因此必须非常小心。

维生素B_6、维生素C (缓解孕妇呕吐,减少牙龈出血)

孕期迈入第5周,孕妈妈需补充足够的维生素B_6与维生素C,不仅可以缓解孕吐及避免牙龈出血,对于母体本身及胎儿也有好处。

很多孕妈妈在怀孕初期都有孕吐的困扰,这时医生除建议多休息及调节饮食,处方经常会开出维生素B_6来帮助孕妈妈减缓孕吐的症状。维生素B_6对人体十分重要,主要担任辅酶的角色,负责配合与蛋白质、氨基酸代谢的酶,进而维护神经与内分泌系统的作用,达到调节全身机能的功用。

维生素C为水溶性维生素,很轻易便会从体内流失,孕妈妈必需从饮食中努力摄取。维生素C不仅可以加速凝血,还可以帮助合成胶原蛋白,并参与氨基酸代谢。

很多孕妈妈刷牙时会有牙龈出血的困扰，这个时期应适量从饮食中补充维生素C，不但出血症状可以缓解，还可以提升抵抗力，甚至能够预防胎儿先天畸形。

维生素B_6与维生素C对人体虽然很重要，但孕妈妈切勿自行补充高单位锭剂，否则会对身体造成负担。孕妈妈长时间维生素B_6摄取过量，胎儿容易产生依赖，宝宝出生后容易不安、哭闹及受惊，甚至可能出现智力偏低的症状；维生素C摄取过量，则会影响胎儿发育，甚至发生败血症。

孕妈妈使用任何营养锭前，都应取得医生或营养师的同意，否则极有可能产生负面影响。

镁、维生素A（促进胎儿成长、助益孕妈健康）

孕妈妈在这个阶段，需补充足够的镁与维生素A，前者对胎儿骨骼及肌肉发育有着不可或缺的重要性；后者不仅可以维护视觉，同时也是骨骼生长必需营养素。

镁对人体相当重要，主要配合酶一起作用，核酸、蛋白质、糖类、脂肪的作用都需要镁来配合，它同时控制细胞膜的讯号，缺乏时会干扰钙与钾的作用。长期腹泻及消化道发炎都会影响镁的吸收，甚至耗尽体内镁的存量。

镁会影响胎儿的发育，包含身高、体重及头围等，孕妈妈摄取足够的镁不仅可以让胎儿正常发育，对本身子宫肌肉的恢复也有很大的助益。

维生素A对于人体来说有多重功用，例如促进骨骼生长、细胞分化、增生，甚至是强化免疫系统、预防感染，不仅可以维护体内各个组织上皮细胞的健康、维持正常视觉作用、强化免疫功能，还可以促进胎儿发育。

在胚胎发育初期，细胞需要增生及分化成不同组织，这些过程需要基因群正常作用，表现失常很可能造成畸形，而维生素A则参与调节型态发育的基因。胎儿发育前三个月，无法自行储存，非常依赖母体供应维生素A。

孕妈妈缺乏镁与维生素A，前者引发子宫收缩，导致早产，后者容易罹患夜盲症；摄取过多，前者导致镁中毒，后者增高畸胎风险。

Tips 孕期不可不知

1.避免长途旅行与出差
怀孕早期最重要的是确保胎儿能顺利度过这段不稳定的危险期。因为出差和旅行所乘坐的交通工具都会使孕妈妈因久坐而发生水肿，还会使胎儿缺氧，十分不利于母婴的健康，应尽量避免。

2.预防感冒
注意气候变化，适时增减衣物。出门在外多穿戴一些防护用具，如帽子、围巾、手套、披肩、雨伞等。

3.出行的安全
外出要注意安全，不要争抢过马路和上下车。过于拥挤的公车不要着急上，且尽量避免自己开车。怀孕后期，尽量避免上下楼梯，最好乘坐电梯，以免增加子宫负担，或因踩踏不稳发生意外。

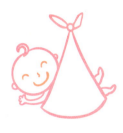

孕初期多吃含叶酸的食物

西蓝花、芦笋、深绿色青菜、肉类、肝脏、三文鱼、金枪鱼、牡蛎、乳酪、奶类、蛋类和核桃类等富含叶酸，在料理这些食物时，要避免过度烹煮，叶酸才不会被高温破坏。

富含叶酸的食物推荐

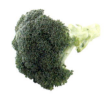

西蓝花

西蓝花含有丰富的维生素E，有保胎、安胎、预防流产的作用，还有改善血液循环、修复组织作用，还可促进血液正常凝固及骨骼生长。

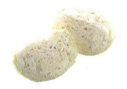

包菜

包菜富含叶酸，是胎儿神经发育的关键营养素。包菜还富含多种维生素，有调节新陈代谢作用，对胚胎器官的形成有重要作用。

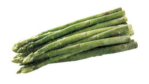

芦笋

芦笋中所含的叶酸，是备孕女性及孕妇补充叶酸的重要来源。芦笋中所含的硒，可降低孕妇血压、消除水肿。

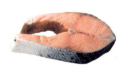

三文鱼

三文鱼中含有丰富的不饱和脂肪酸和叶酸，可以促进胎儿发育、预防产后抑郁、提高乳汁营养，也可以促进产后皮肤和体型的恢复。

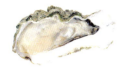

牡蛎

牡蛎中富含牛磺酸，有保肝利胆作用，也可防治孕期肝内胆汁淤积症；所含的蛋白质有多种优良的氨基酸，可去除体内的有毒物质。

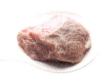

牛肉

牛肉含有丰富的B族维生素、叶酸和铁元素，可补血补气及促进人体的正常发育，为胎儿提供健康的生长环境。

多吃含维生素B₆的食物

富含维生素B₆的食物大部分皆为动物性食物,如瘦肉、鸡肉、鸡蛋、鱼等,也有一小部分植物性食物含有维生素B₆,如香蕉、土豆、黄豆、胡萝卜、核桃、花生、菠菜等。

富含维生素B₆的食物推荐

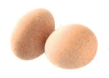

鸡蛋
鸡蛋中富含蛋白质、维生素B₆,可提高人体抵抗力,使胎儿的大脑和视网膜正常发育。同时也能维持胎儿皮肤、胃肠道和肺部健康。

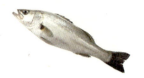

鲈鱼
鲈鱼肉质细嫩,含有丰富的蛋白质、钙、铁和维生素B₆,对骨骼组织有益,是孕妇和胎儿补充矿物质的好食材。锌可以预防胎儿畸形。

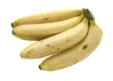

香蕉
香蕉含有20%每日所需的维生素B₆,为人体带来非必需氨基酸,用以创造健康细胞,提升免疫力。也富含钾,有降压、保护心脏的作用。

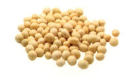

黄豆
黄豆含丰富的铁,可防止缺铁性贫血,对孕产妇尤为重要。同时,黄豆还富含钙、维生素B₆和蛋白质,有强身健体作用。

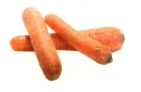

胡萝卜
胡萝卜中含有丰富的维生素A和维生素B₆,是人体生长的要素,有助细胞增殖与生长。还富含膳食纤维,可缓解怀孕便秘带来的痛苦。

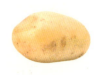

土豆
土豆富含维生素B₆,具有止吐作用,还可缓解油腻、呕吐的症状,同时也是防治妊娠高血压的保健食物。

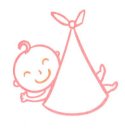

多吃含维生素C的食物

维生素C的最佳来源是新鲜蔬果,如青椒、花菜、白菜、西红柿、黄瓜、菠菜、芭乐、柚子、柑橘、橙子、柠檬、苹果等,建议烹煮时,时间不宜过长,以免造成维生素C大量流失。

富含维生素C的食物推荐

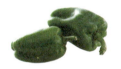

青椒

青椒富含维生素C,可将铁质转换成人体易于吸收的形式。建议孕妇可将富含铁质和维生素C的食物一起食用,以增加铁质的吸收。

西红柿

西红柿有保护血管内壁作用,可预防妊娠高血压;所含的苹果酸和柠檬酸,有助胃液对脂肪及蛋白质的消化,可以增强孕妇的食欲。

菠菜

菠菜的叶酸含量是叶菜类之首,尤其根部含量最高。不仅对孕妈妈的缺铁性贫血有改善作用,还能增强抵抗传染病的能力。

猕猴桃

猕猴桃含有丰富的维生素C,能预防糖尿病引起的心脑血管疾病,还含有天然的糖醇类物质——肌醇,对调节糖代谢、降低血糖有疗效。

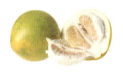

柚子

柚子能帮助身体吸收钙及铁质。而其中所含的天然叶酸,对于备孕或怀孕中的妈妈,有预防贫血症状发生和促进胎儿发育作用。

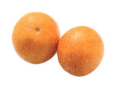

橙子

橙子富含维生素C,能增强人体抵抗力,亦能将脂溶性有害物质排出体外,还能帮助葡萄糖新陈代谢,也具有消食开胃作用。

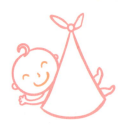

多吃含镁的食物

富含镁的食物多半为植物性食物，其中以全谷、坚果、豆类及叶菜等较为丰富，如葵瓜子、芝麻、花生、杏仁、松子、核桃、夏威夷果、开心果、腰果、莲子、板栗、黄豆和黑豆等。

富含镁的食物推荐

芝麻

芝麻富含矿物质，如钙、镁、铁等，有助骨头生长，补血益气。此外，还含有脂溶性维生素A、维生素D等营养成分，对产妇有补中健身的良好作用。

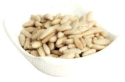

松子

松子的镁、钾含量不少，有助降血压和保持心脏健康，也富含维生素A和维生素E，以及脂肪酸、亚油酸、亚麻酸等，能够润肤通便，预防孕妇便秘。

腰果

腰果富含膳食纤维、钙、镁和铁，有降低血糖和胆固醇作用。此外，腰果可保护血管，维持正常血压。又因富含钙，能防治糖尿病性骨质疏松症。

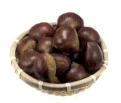

板栗

板栗中含有大量的叶酸，适合怀孕初期的孕妇食用，也含有镁、蛋白质和氨基酸，孕妇适量吃板栗，可以消除孕期的疲劳。

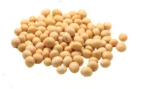

黄豆

黄豆含丰富的铁，可防止缺铁性贫血，对孕产妇尤为重要；还富含钙、镁和蛋白质，有强身健体作用。

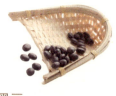

黑豆

黑豆富含膳食纤维、维生素E、镁、钙、锌等矿物质，可预防便秘，也可驻颜、明目、乌发，还能使皮肤白嫩，对胎儿的发育也有帮助。

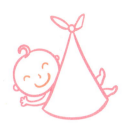

多吃含维生素A的食物

蕴含丰富维生素A的食物，以橙黄色蔬果居多，如红薯、南瓜、胡萝卜、甜玉米、木瓜、葡萄柚、柑橘、柠檬、橙子、菠萝、金盏花等，而蛋类与牛奶、动物肝脏类等也含有大量维生素A。

富含维生素A的食物推荐

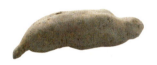

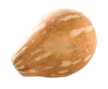

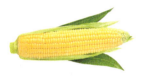

红薯
红薯含有蛋白质、脂肪和各种维生素，能被人体吸收，也可有效刺激肠道的蠕动，促进排便，可缓解孕妇便秘的问题。

南瓜
南瓜富含维生素A，能刺激细胞生长，也含有丰富的钴，能活跃体内新陈代谢，促进人体造血功能。

玉米
玉米富含丰富的不饱和脂肪酸，有利于母婴的健康。玉米富含的膳食纤维可预防便秘，有助肠道健康。此外，玉米富含镁，对胎儿肌肉发展至关重要。

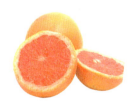

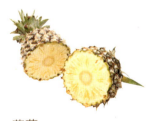

葡萄柚
葡萄柚含有的维生素、微量元素和可溶性纤维素都是孕妇在整个孕期必不可少的营养素。妇产科医生一直把葡萄柚作为孕妇的首选水果。

菠萝
菠萝含有丰富维生素C与蛋白酶，除了可以帮助肠胃吸收及消化，酸甜的味道还有开胃的效果。

牛奶
牛奶所含的钙质是人体钙的最好来源，在人体内极易被吸收。牛奶还是促进胎儿骨骼发育最理想的营养食物，十分适合孕妈妈饮用。

适合：怀孕初期孕妈妈

味噌三文鱼炖饭

材料

白米 150 克　　舞菇 30 克
三文鱼 120 克　葱花适量
包菜叶 1 片　　姜末少许
西红柿 100 克

调味

白味噌 20 克
鲣鱼酱油 20 毫升
味醂 15 毫升
七味粉少许
盐少许

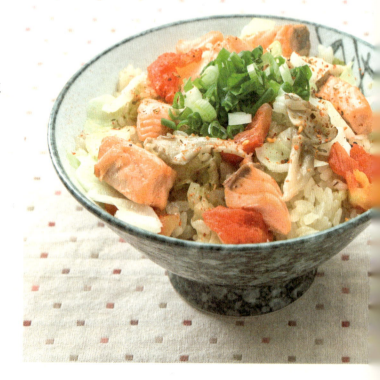

小常识

三文鱼富含脂肪，而且具有降低血胆固醇、活化脑细胞，以及预防心血管、视力减退及疾病等功效。

做法

1. 白米洗净；三文鱼洗净、切丁，抹少许盐备用；包菜叶洗净，撕成小片；西红柿洗净，切小块；舞菇洗净、去根部，剥成小朵。

2. 白米中加入 240 毫升的水、白味噌、鲣鱼酱油、味醂，搅拌均匀，接着放入姜末、包菜叶和舞菇，最后摆上西红柿丁及三文鱼丁。

3. 搅拌均匀后放入电锅，外锅加 240 毫升的水，按下开关，蒸至跳起，续焖 5 分钟后拌匀，再放回电锅焖 5 分钟，最后撒上葱花及七味粉即可。

适合：怀孕初期孕妈妈

南瓜海鲜炖饭

材料

白米 100 克　　蒜片 15 克
虾仁 120 克　　姜丝 30 克
蛤蜊 12 个　　　葱花少许
南瓜 250 克　　芝士丝 100 克
洋葱 30 克

调味

奶油 15 克
白胡椒粉少许
盐少许
食用油适量

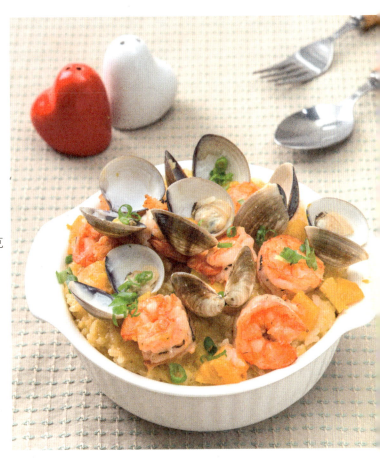

小常识

虾容易引起过敏，体质过敏的患者需留意。虾背上的虾线是虾尚未排完的废物，所以在食用虾前应先将其处理干净。

做法

1. 白米洗净，泡水 20 分钟；虾仁洗净，去肠泥；蛤蜊放在盐水中吐沙后洗净；南瓜去皮，切小块；洋葱切丝，备用。
2. 热油锅，爆香蒜片、姜丝，放入洋葱炒至呈半透明状，再加入白米与奶油、白胡椒粉、盐翻炒均匀，倒入电锅内锅中，摆上南瓜。
3. 外锅加入 300 毫升水，按下开关，蒸至跳起，再放入虾仁与蛤蜊，盖上锅盖续焖至熟，最后加入芝士丝拌匀，撒上葱花装饰即可。

适合：怀孕初期孕妈妈

滴鸡精

材料

全鸡1只

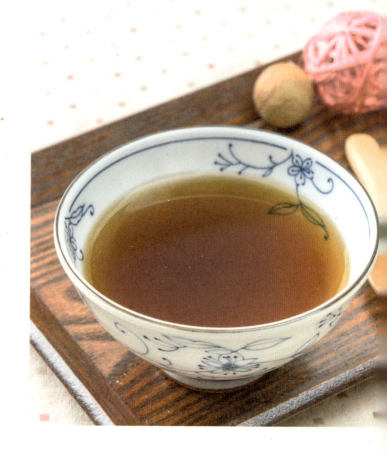

小常识

鸡精冷却后再放进冰箱保存，冷藏2小时后取出，去除表面的油脂。此容量可分装成5瓶，要喝的时候只需加热即可。

做法

1. 用刀背将整只鸡的骨头剁碎，去皮、洗净，沥干水分；将1个大碗倒扣在陶锅中，放上处理好的鸡肉。
2. 将陶锅放入电锅中，外锅加400毫升水，按下开关，待开关跳起，再加400毫升水，重复3次，总共要1200毫升水。
3. 取出蒸好的鸡肉和大碗，将鸡精用滤网过滤掉杂质、去除油脂，待鸡精冷却即可。

适合:怀孕初期孕妈妈

红烧牛肉面

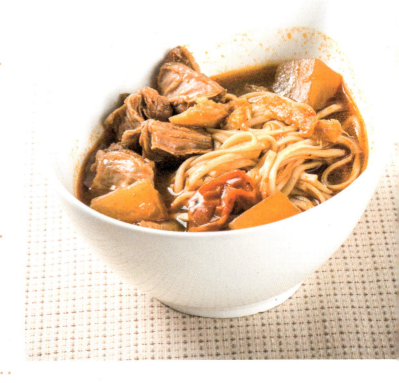

材料

姜 20 克
细面 100 克
西红柿 100 克
白萝卜 140 克
牛腩 300 克
葱段 20 克

调味A

花椒 5 克
八角 5 克
食用油 30 毫升
盐 10 克

调味B

辣椒酱 30 克
酱油 75 毫升
冰糖 20 克

做法

1 牛腩、西红柿、白萝卜切块;姜拍裂;面条加盐汆烫。
2 起锅滚水,加入盐,放入牛腩烫熟。
3 另起油锅,放入八角、花椒爆香,再放入葱段、姜炒香,接着捞起牛腩,沥干后放进锅中拌炒。
4 加调味料、西红柿、白萝卜、水,熬后淋在面条上即可。

适合：怀孕初期孕妈妈

鲜虾芦笋

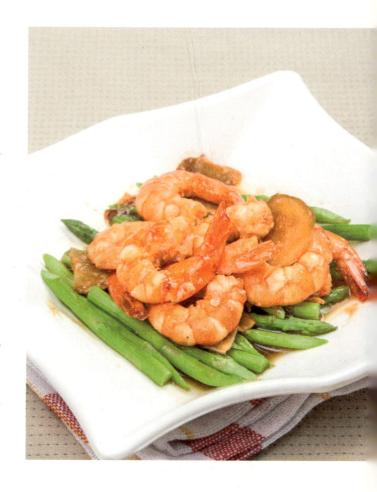

材料

草虾 100 克　姜片适量
芦笋 200 克　鸡汤适量

调味A

生粉适量
米酒适量

调味B

水淀粉适量
蚝油适量
盐适量
食用油适量

小常识

虾富含钙质，具有补肾益气、强身健体的作用，妈妈在产后要多补充钙质，才不会有骨质疏松、齿根松动等问题出现。

做法

1. 草虾去壳，挑去肠泥，用调味料A拌匀，腌渍5分钟入味；芦笋洗净，切长段，放入滚水中焯烫至熟，捞出沥干，盛盘备用。
2. 起油锅，将虾肉煎至两面金黄，取出备用。
3. 另起油锅，爆香姜片，加入鲜虾、鸡汤、蚝油及盐，待汤汁收浓，以水淀粉勾芡，起锅并将其浇在已装盘的芦笋上即可。

适合：怀孕初期孕妈妈

蒜蓉空心菜

材料

空心菜 400 克
蒜蓉适量

调味

盐适量
食用油适量

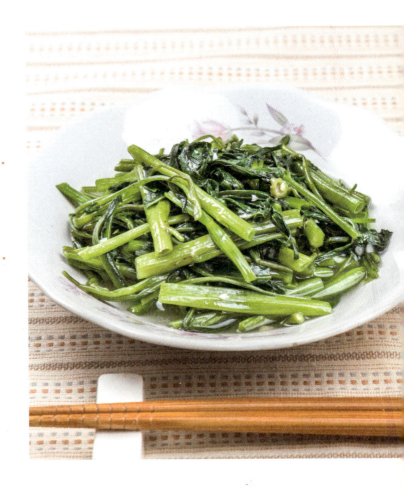

小常识

空心菜富含膳食纤维，也具有利尿及消肿的功效，能改善糖尿病患者的症状，同时，可促进胃肠蠕动，改善便秘，降低胆固醇。

做法

1. 空心菜挑去老叶，切去根部，洗净、沥干，切成3厘米的长段。
2. 热油锅，烧至五分热时，放入一半的蒜蓉炒出香味。
3. 加入空心菜，转大火炒至八分熟时，加盐以及剩下的蒜蓉，翻炒均匀即可。

适合：怀孕初期孕妈妈

枸杞皇宫菜

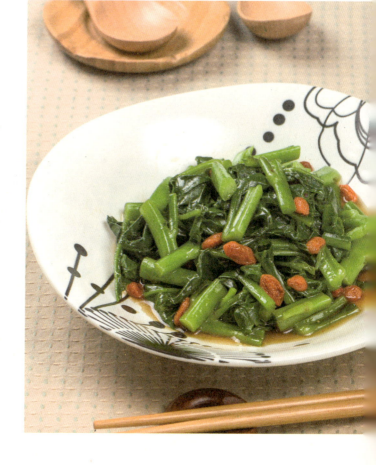

材料

皇宫菜 240 克
枸杞适量

调味

蚝油 20 克
芝麻油适量
盐适量

小常识

枸杞含有枸杞多糖、蛋白质、游离氨基酸、牛磺酸、B 族维生素、等多种营养成分，适合孕初期妈妈食用。

做法

1. 将皇宫菜洗净，切去较硬的根部。
2. 烧一锅滚水，放入盐，先放入皇宫菜焯烫，再放入枸杞续煮，滚煮 3 分钟后捞出沥干。
3. 煮熟的材料放入碗中，加入蚝油拌匀，淋上芝麻油即可盛盘。

适合：怀孕初期孕妈妈

香煎鸡腿南瓜

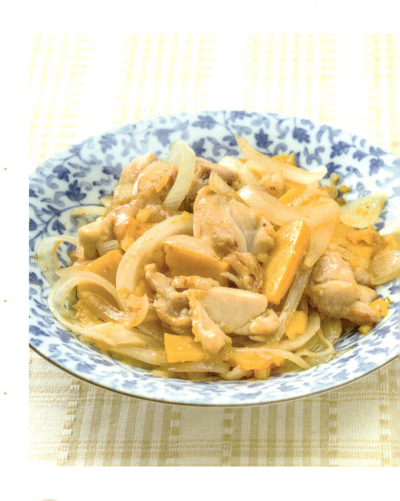

材料

去骨鸡腿 150 克
南瓜 130 克
洋葱适量
面粉适量

调味 A

白醋 20 毫升
白糖 15 克

调味 B

米酒 15 毫升
盐 2 克
姜末 15 克
生粉适量

调味 C

食用油适量

做法

1. 将调味料 A 拌匀备用；南瓜洗净，去皮、切薄片；洋葱洗净，去皮、切丝；鸡腿肉洗净、切块，加入调味料 B 腌渍 20 分钟入味。
2. 热油锅，将腌好的鸡肉表层裹上面粉，下锅煎至表面金黄，捞起备用。
3. 原锅中放入洋葱丝炒软，加入拌匀的调味料 A，再放入南瓜微微炒软，加点水焖一下，最后加入鸡肉拌炒一下即可。

适合：怀孕初期孕妈妈

陈煮鱼

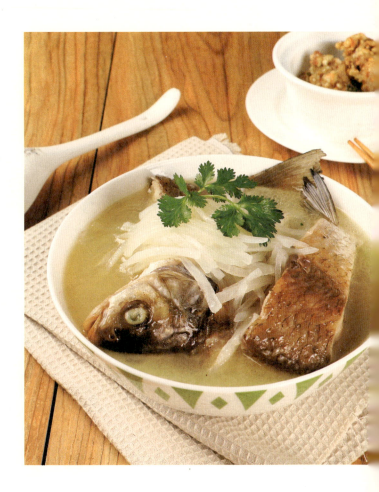

材料

鲳鱼块 750 克
去皮白萝卜 200 克
葱段少许
姜片少许
香菜少许

调味

鸡粉 3 克
盐 5 克
白胡椒粉 6 克
料酒 5 毫升
食用油适量

小常识

白萝卜具有清热去火、开胃消食、养心润肺等功效，适合早孕反应明显的孕妈妈食用。

做法

1. 白萝卜切丝；洗净的鲳鱼块倒入碗中，放适量盐、料酒、白胡椒粉，腌渍 10 分钟。
2. 热锅注油烧热，倒入腌好的鲳鱼块，煎至两面微黄色，倒入葱段、姜片，爆香，注入 500 毫升清水，倒入白萝卜。
3. 大火煮开后转小火煮 10 分钟，加入盐、鸡粉、白胡椒粉，充分拌匀至食材入味。
4. 关火，将煮好的汤料盛入碗中即可。

适合：怀孕初期孕妈妈

家常鱼头豆腐汤

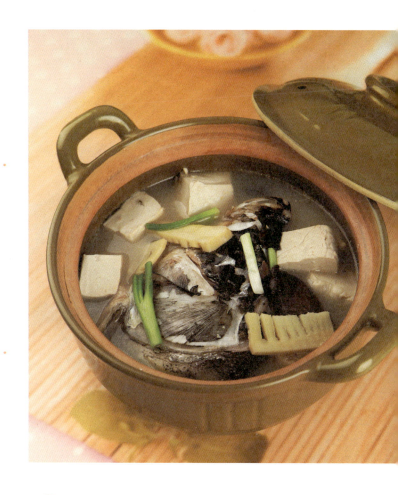

材料

香菇块 10 克
冬笋块 20 克
豆腐块 300 克
鱼头 250 克
葱段少许
姜片少许
高汤适量

调味

盐 2 克
鸡粉 2 克
胡椒粉适量
食用油适量

小常识

鱼头烹饪前用少许盐腌渍一会儿，不仅能有效去除腥味，也会使煮出的汤品鲜味更浓。

做法

1. 锅中注入清水烧开，倒入备好的豆腐、冬笋、香菇，拌匀，煮 5 分钟，捞出备用。
2. 用油起锅，放入姜片，爆香。
3. 放入鱼头，煎至两面呈金黄色，倒入高汤，煮至沸。
4. 将锅内的鱼头汤倒入准备好的砂锅中。
5. 大火煮沸后改小火煮 25 分钟，倒入豆腐、冬笋、香菇。
6. 放入盐、鸡粉、胡椒粉，拌至入味，煮沸后加入葱段，盛入碗中即可。

适合：怀孕初期孕妈妈

茄汁黄瓜

材料

黄瓜 120 克
西红柿 220 克

调味

白糖 5 克

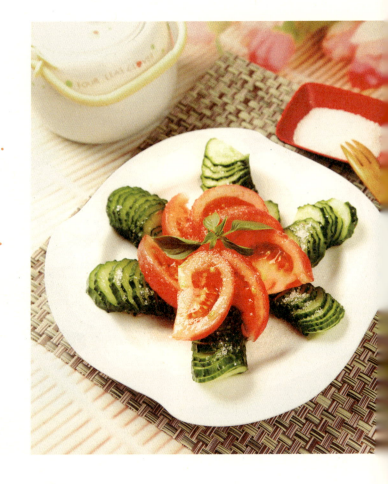

小常识

西红柿含有丰富的维生素C 及B 族维生素，对增进食欲、减少胃胀食积有功效。

做法

1 洗净的西红柿表皮划上十字刀；锅中注入适量清水烧开，放入西红柿，稍用水烫一下。
2 关火后将西红柿捞入盘中，剥去西红柿的表皮，待用。
3 将黄瓜放在砧板上，旁边放置一根筷子，切黄瓜但不完全切断，用手稍压一下，使其呈散开状，放在盘中。
4 将剥去表皮的西红柿切成瓣。
5 将切好的西红柿瓣摆放在黄瓜上面，撒上白糖即可。

适合：怀孕初期孕妈妈

艾叶煎鸡蛋

材料

艾叶 5 克
鸡蛋 2 个
红椒 5 克

调味

盐 1 克
鸡粉 1 克
食用油适量

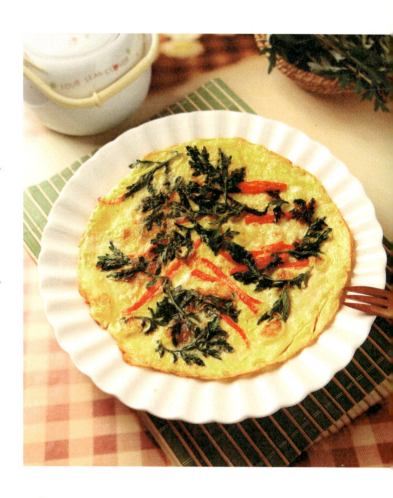

小常识

艾叶能够补充气血、安胎、防止流产，故孕早期适合食用，但是一次的食用量不宜过多，以免产生不良反应。

做法

1. 洗净的红椒切开去子，改切成丝。
2. 鸡蛋打入碗中，加入盐、鸡粉，搅散，制成蛋液。
3. 用油起锅，倒入蛋液，放上红椒丝、艾叶，摆放均匀。
4. 稍煎 2 分钟至成形。
5. 倒入少许油，略煎 1 分钟至底面焦黄。
6. 翻面，煎约 1 分钟至食材熟透，关火后盛出蛋饼，装盘即可。

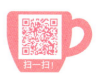

适合：怀孕初期孕妈妈

蒜香茄子杯

材料

茄子 150 克
蒜末 50 克
红椒末 10 克

调味

盐 2 克
鸡粉 2 克
芝麻油 3 毫升
食用油 3 毫升
生抽 8 毫升

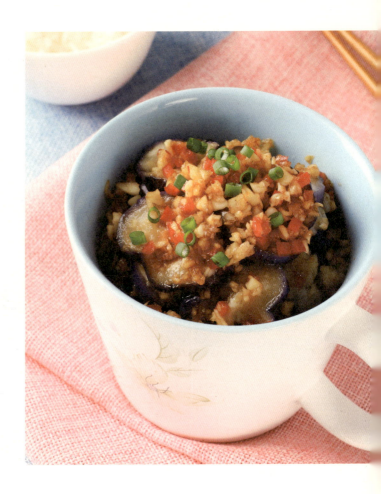

小常识

茄子富含维生素、钙、磷等营养成分，有抗氧化、增强免疫力等功效，能帮助孕妈妈远离早孕反应。

做法

1. 洗净的茄子切成片，放入备好的杯中，加入食用油，盖上保鲜膜。
2. 微波炉打开箱门，放入杯子，关上箱门，选择加热 4 分钟，开始加热。
3. 待时间到，取出杯子，揭开保鲜膜，备用。
4. 备好碗，放入蒜末、红椒末，加入盐、芝麻油、鸡粉、生抽，拌成调味酱。
5. 将调味酱浇在茄子上即可。

适合：怀孕初期孕妈妈

虾仁炒上海青

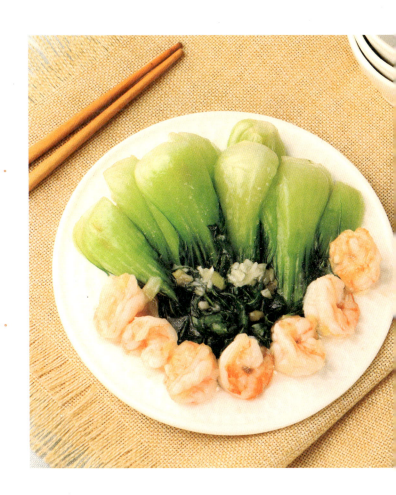

材料

上海青 150 克
鲜虾仁 40 克
葱段 8 克
姜末 5 克
蒜末 5 克

调味

盐 2 克
鸡粉 1 克
料酒 5 毫升
水淀粉 6 毫升
食用油适量

小常识

将虾仁和上海青搭配成简单小炒，既能补充纤维又可摄入蛋白质，营养均衡，是一道适合孕初期妈妈食用的菜肴。

做法

1 洗净的上海青切成小瓣，修齐根部；洗好的虾仁背部划一刀。
2 将虾仁装碗，放入 1 克盐，淋入料酒、3 毫升水淀粉，腌至入味。
3 用油起锅，倒入姜末、蒜末、葱段，爆香。
4 放入虾仁，翻炒数下，倒入上海青，翻炒约 2 分钟至食材熟透。
5 加入 1 克盐，放入鸡粉、3 毫升水淀粉。
6 关火后盛出菜肴，摆盘即可。

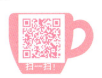

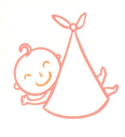

孕中期饮食攻略

进入孕中期,孕妈妈必须增加热量及各种营养素。因此除了蛋白质外,需要补充更多的营养素,以促进胎儿神经、大脑、骨骼和牙齿的发育。

孕4-6月
该补充的营养素

锌(促进胎儿发育完善)

进入孕期四月,孕妈妈需摄取足够的锌供应胎儿,充足的锌可以维持胎儿脑部组织的发育,更有助宝宝出生后后天记忆力的养成。

锌对人体而言是必需的矿物质营养素,由于体内没有储存锌的机制,因此最好每日饮食都要适量摄取,才能避免缺乏锌导致的问题。锌参与人体生长与发育、维持免疫机能及食欲、味觉等,缺乏时这些功能都会造成损伤,因此,锌对健康的影响相当广泛。

孕妈妈若锌摄取不足,轻者罹患感冒、支气管炎或肺炎等呼吸道疾病,重者甚至影响子宫收缩,分娩时由于子宫收缩无力,进而演变成难产的艰辛情况。

对于胎儿来说,锌也是非常重要的营养成分,缺乏时,轻者容易导致记忆力不好、智力低下,重者导致大脑发育受损,一生深受此影响,若是顺利出生,还可能引发中枢神经系统受损,甚至导致先天性心脏病或多发性骨畸形等多种无法挽回的先天缺陷。

若是摄取超量的锌,母体极可能出现腹泻、痉挛等状况,也会损伤胎儿的脑部发育及脑神经建构,不利于整体发展。

孕妈妈只要饮食均衡,便能从食物中摄取足够的锌,这也是孕期中获得营养素的最好方式。若想补充高剂量的锌,需先向医生咨询,才不会造成反效果。

孕期不可不知

进入怀孕中期,孕妈妈终于可以长舒一口气了,这将是孕妈妈感到最为舒适和惬意的3个月,也是相对来说最为安全的时期。在这个阶段,胎儿越来越活跃,孕妈妈能从体外感受到胎动。胎儿的身体器官和功能也在不断完善中,能听到来自外界的声音,也能感受到光线的强弱,更多的亲子互动和胎教可以在这一阶段进行。孕妈妈记得把握好孕期这段最难得的美好时光喔!但还是要随时注意身体的改变,如有任何异常变化要记得告知医生。

钙、维生素D（保证胎儿骨骼和牙齿正常发育）

钙对人体来说是非常重要的营养素，人们需要钙来协助心脏、肌肉及神经正常运作，而钙对人体血液的正常凝结也扮演着不可或缺的角色，若是没有摄取足够的钙，罹患骨质疏松症的风险会随之显著增加。很多医学研究指出，钙摄入不足与低骨密度、骨折高发生率息息相关。

孕期五月，孕妈妈应该补充足够的钙与维生素D，才能完整提供胎儿此时期所需营养，维生素D与钙的关系十分微妙，前者有助于后者吸收，两者的关系非常紧密。获取维生素D的来源很多，其中一项便是通过晒太阳来生成。

妊娠进入第五个月，胎儿的骨骼与牙齿开始快速生长，此时需要大量的钙来帮助生成，因此胎儿会从孕妈妈身上摄取更多的钙来供给体内所需。

妊娠时期孕妈妈如未摄取足够的钙会导致四肢无力、腰酸背痛、肌肉痉挛、小腿抽筋、手足抽搐及麻木等不适症状，严重者甚至可能造成骨质疏松、软化及妊娠期高血压综合征等疾病。

虽然钙对胎儿非常重要，但过量或不足都不是件好事，胎儿摄取过量，不利于铁、锌、镁、磷等营养素的吸收，也可能因为胎盘提前老化而发育不良，甚至因为颅缝过早闭合而演变成难产。摄取不足，则可能导致骨质软化症、颅骨软化、骨缝过宽等异常现象。

铁（防止孕妈妈和胎儿缺铁性贫血）

铁是人体必需营养素之一，身体大部分的铁都分布在血红素中，身负重责大任，包含携带氧气、传递电子及氧化还原等多项重要任务，剩余的铁则以蛋白形式储存在肝脏及骨髓中，以便紧急情况可使用。

妊娠进入第六个月，孕妈妈跟胎儿都需要大量营养素，加上怀孕之后母体血液总量忽然增加许多，理所当然对铁的需求量也会大增，孕妈妈可以通过饮食的摄取，从各类食物中获得必需营养素，避免发生缺铁性贫血。

铁在酸性环境中吸收较好，建议多从动物性食物中获取。为了自己与胎儿的健康，孕妈妈要从食物中加强摄取足够的铁，或是根据产检结果以医生的评估为准则，适当补充铁剂来获得充足铁量，才能让自己及胎儿同时拥有健康的身体。

缺乏铁，对孕妈妈及胎儿都会产生一定程度的影响，前者容易发生食欲不振、情绪低落、疲劳及晕眩，甚至可能出现早产或生出体重过轻的宝宝。后者缺铁，容易出现生长迟缓，宝宝出生后若未获得改善，可能导致注意力无法集中。

想要有效摄取铁质，每日必需食用充足的深绿色蔬菜，并从饮食补充足够的维生素C与蛋白质，增强铁的吸收，还应避免同时摄取钙与餐后大量饮水，以免造成抑制现象，或破坏利于铁吸收的酸性环境。

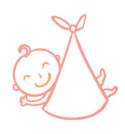

孕中期多吃含锌的食物

牡蛎、贝类、动物肝脏、豆类、坚果、全谷类、奶制品、芝麻及萝卜都可摄取到锌,其中又以牡蛎的锌含量最为丰富。

富含锌的食物

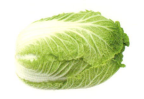

大白菜
大白菜富含多种维生素、膳食纤维,不仅能增进食欲、帮助消化,还能增强人体抗病能力。此外,大白菜富含的锌,具有造血功能。

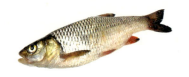

草鱼
草鱼富含锌元素及多种维生素,有增强体质、养颜美容的功效;也富含蛋白质,易被人体吸收,可提供人体必需的氨基酸。

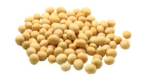

黄豆
黄豆含丰富的铁,可防止缺铁性贫血,对孕妇尤为重要;所含的锌能促进生长发育。同时,还富含钙和蛋白质,有强身健体作用。

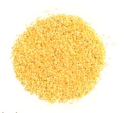

小米
小米含有钙、铁、锌、硒、镁、磷,能有效调节血糖,还可缓解精神压力和紧张等。

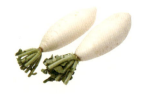

白萝卜
白萝卜富含维生素C和微量元素锌,有助于增强机体的免疫功能,但如果有先兆流产症状,就要禁食白萝卜。

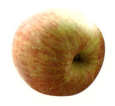

苹果
苹果富含锌,专家研究发现,如果产妇在妊娠期间体内锌元素充足,分娩的时候会较为顺利。

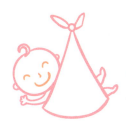

多吃含钙的食物

很多食物都富含钙,如三文鱼、沙丁鱼、丁香鱼、小鱼干、虾、黄豆及其相关制品、芝麻、海带、紫菜和深绿色蔬菜等。将白醋加入料理或食用富含维生素D的食物可以增强钙的吸收。

富含钙的食物推荐

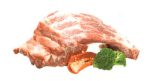

猪骨
猪骨中磷酸钙、骨胶原、骨黏蛋白含量丰富,尤其是丰富的钙质可维护骨骼健康,有助母体和胎儿的健康。

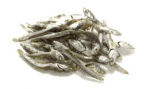

小鱼干
含有丰富的蛋白质和钙,是孕妇的滋补佳品,有强身健体、提高免疫力作用。其中所含的钙,还可以促进胎儿骨骼和牙齿发育。

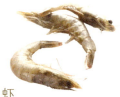

虾
虾中含有丰富的蛋白质和钙,可为人体提供能量,有维持牙齿和骨骼健康作用,能使身体更强壮。虾中还富含镁,能保护心血管系统。

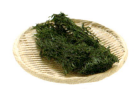

紫菜
紫菜含有钙和铁,可增强免疫力、预防贫血,使骨骼得到保健。而所含碳水化合物,可为人体提供热量,且有保肝解毒作用。

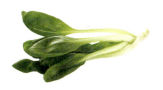

上海青
上海青含钙丰富,可强健身体、保持骨骼密度,也富含膳食纤维,能促进肠道蠕动,防治便秘。

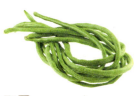

豇豆
豇豆含有蛋白质、磷、钙、铁和维生素B_1、维生素B_2及烟碱酸、膳食纤维等,能维持正常的消化腺分泌和胃肠道蠕动。

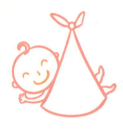

多吃含维生素D的食物

牛奶、奶油、蛋黄、肝脏、鱼肝油、鱼肉等动物性食物拥有较丰富的维生素D，橙黄、红色蔬果如木瓜、胡萝卜，也含有微量的维生素D。日晒10~15分钟，有助体内维生素D浓度的维持。

富含维生素D的食物推荐

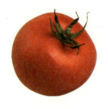

西红柿
西红柿含有很多的营养成分，包含番茄红素、维生素A、B族维生素、维生素C、维生素D，以及有机酸等营养素。

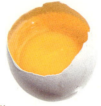

蛋黄
蛋黄中含有维生素A和维生素D，还有维生素E和维生素K，这些都是"脂溶性维生素"。

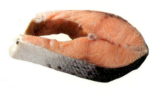

三文鱼
三文鱼含有蛋白质、钙、铁、B族维生素、维生素E和维生素D等营养素，其中维生素D可帮助钙质吸收，属于营养价值极高的食材

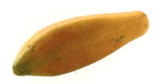

木瓜
木瓜富含维生素D，能防止钙的流失，对孕妇和宝宝都十分有益。

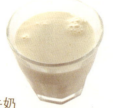

牛奶
牛奶中含有丰富的钙、维生素D等，包括人体生长发育所需的全部氨基酸，消化率可高达98%，是其他食物无法比拟的。

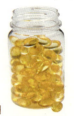

鱼肝油
鱼肝油的主要成分是维生素A和维生素D，有助视觉发育、强壮骨骼，对胎儿的骨骼发育非常有好处。

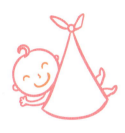

多吃含铁的食物

蕴含丰富铁的食物，以动物性食物内脏类及红肉居多，前者如猪肝、猪血等，后者如猪肉、牛肉及羊肉等。植物性食物则以深绿色蔬菜含量较多，像是菠菜、上海青、红薯叶、空心菜和韭菜等。

富含铁的食物推荐

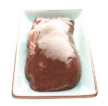

猪肝

猪肝中含有丰富的铁，是天然的补血妙品，可预防缺铁性贫血。还富含维生素A，可促进人体生长及骨骼发育，维持人的正常视力。

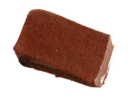

猪血

猪血中所含的铁，易为人体吸收利用，可以防治缺铁性贫血。猪血中还含有丰富的维生素K，能促使血液凝固，有预防流产的作用。

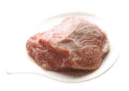

牛肉

牛肉含有丰富的B族维生素和铁元素，可补血补气及促进人体的正常发育，为胎儿提供健康的生长环境。

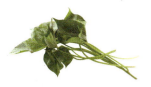

红薯叶

红薯叶所含的蛋白质、碳水化合物、钙、磷、铁的含量都居于蔬菜类前几名。孕期吃红薯叶可增强免疫功能、促进新陈代谢。

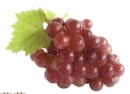

葡萄

葡萄所含的碳水化合物和铁较为丰富，能为人体提供能量。另外维生素C可促进人体对铁质的吸收，有效预防缺铁性贫血。

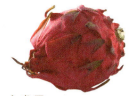

火龙果

火龙果富含能美白皮肤、防黑斑的维生素C。同时，它的含铁量比一般水果更高，所以适当地食用火龙果，还可以达到预防贫血的效果。

适合：怀孕中期孕妈妈

蚬精

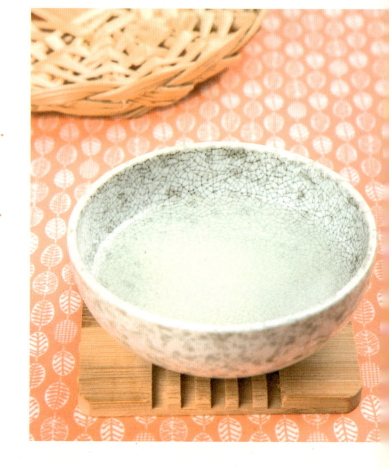

材料

蚬仔 150 克

调味

盐适量

小常识

怀孕妈妈想要补充精力，却又担心市面上的蚬精不是纯天然的，自己动手做蚬精快速又方便，轻轻松松补充妈妈的元气。

做法

1. 在电锅中放入内锅，然后在内锅中间放一个碗。
2. 将蚬仔泡在水中，加入盐拌匀，静置一段时间让其吐沙，吐完沙后洗净备用。
3. 将吐沙后的蚬仔放在内锅中的碗里，外锅加 200 毫升水，按下开关，蒸至开关跳起。
4. 打开锅盖，将蒸好的蚬仔取出，留下的汤汁就是蚬精。

适合：怀孕中期孕妈妈

牡蛎豆腐汤

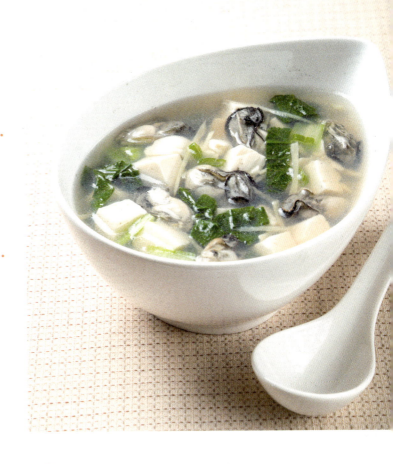

材料

豆腐 50 克　　葱花适量
牡蛎 300 克　　姜丝适量
小白菜适量

调味

芝麻油少许
白胡椒粉少许
盐少许

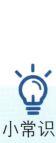

小常识

豆腐是高营养、低脂肪的食物，有降低血脂，保护血管，预防心血管疾病的作用。同时还是吃素的孕妈妈不可或缺的蛋白质来源之一。

做法

1. 把豆腐切成边长 2 厘米、厚 0.7 厘米的方块；将牡蛎放入盐水中洗 2 次后捞起，备用。
2. 烧一锅滚水，放入姜丝略煮；加入豆腐，煮至沸腾，再放入牡蛎、盐；待水再次煮滚，加入小白菜，并以白胡椒粉调味，最后淋上芝麻油、撒上葱花即完成。

适合：怀孕中期孕妈妈

萝卜蔬菜卷

材料

蟹肉棒 3 根
腌萝卜 3 片
芦笋 3 支
黄甜椒 20 克

调味

盐 5 克

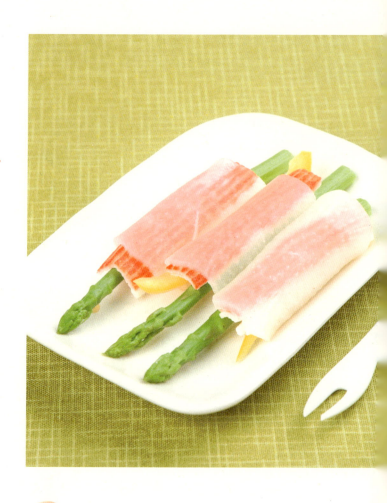

小常识

产后妈妈容易便秘，因此要多摄取含有纤维质的食物。本菜含有多种维生素、矿物质和植物纤维，很适合产后妈妈补充营养、调理肠胃。

做法

1. 蟹肉棒洗净，备用；芦笋洗净，切去根部，放入加了盐的滚水中焯烫一下，立即捞起沥干备用；黄甜椒洗净，切丝备用。
2. 取腌萝卜片，平铺在砧板上，依序放上蟹肉棒、芦笋、黄甜椒。
3. 将萝卜片轻轻卷起，包住所有材料后，用牙签固定住。
4. 将萝卜蔬菜卷放到电锅中，外锅倒入 100 毫升水，按下开关，蒸至开关跳起即完成。

适合：怀孕中期孕妈妈

豆腐虾

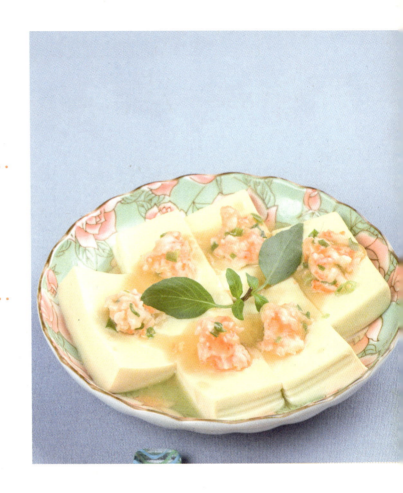

材料

虾仁 100 克
鸡蛋豆腐 100 克
姜末 5 克
生粉少许

调味

米酒 15 毫升
味醂 15 毫升
白胡椒粉少许
水淀粉适量

小常识

虾含有磷、钙，其肉质松软、易消化，能帮助体虚妈妈产后补养身体，且对妈妈发奶、催奶也有不错的功效，也可换成其他的海鲜。

做法

1. 虾仁洗净，去肠泥，剁成碎末，加米酒、生粉腌渍入味；鸡蛋豆腐切厚片状，备用。
2. 将鸡蛋豆腐放在盘子中，摆上虾仁，放入电锅中，外锅加 100 毫升水，按下开关，蒸至开关跳起。
3. 热锅，放入味醂、白胡椒粉、姜末，加少许水煮滚，再以水淀粉勾芡即为酱汁，将其淋在蒸好的豆腐上即可享用。

适合：怀孕中期孕妈妈

芦笋鸡肉卷

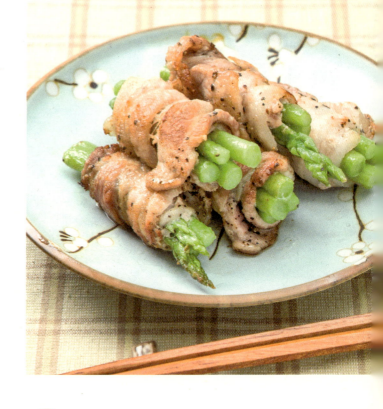

材料

去骨鸡腿肉 150 克
芦笋 3 支
土豆 100 克

调味

米酒 15 毫升
盐 15 克
黑胡椒粒少许

小常识

猪肉卷薄薄裹上面粉微煎，为肉香更增添淡淡的面粉香气，也让猪肉上色更均匀，配上鲜绿的芦笋，让眼睛跟嘴巴同步享用美食。

做法

1. 鸡腿肉洗净，切去多余的油脂，加盐、米酒、黑胡椒粒拌匀，腌渍片刻；芦笋洗净，备用；土豆洗净、去皮，切成长条状。
2. 鸡腿肉摊开，放上芦笋和土豆卷起来，用棉线绑起固定。
3. 将卷好的鸡肉卷放入盘子中，再放进电锅，外锅加200毫升水，按下开关，蒸至开关跳起，将蒸好的鸡肉卷拆去棉线，切成厚片状即完成。

适合：怀孕中期孕妈妈

铁板豆腐

材料

鸡蛋豆腐 100 克　葱段适量
荷兰豆 60 克　　　蒜末适量
木耳 40 克　　　　香菜适量
胡萝卜 40 克

调味

芝麻油适量
蚝油适量
米酒适量
白糖适量
盐适量
食用油适量

小常识

平凡的豆腐蕴含丰富的蛋白质，经过香煎后口感变得外脆内软，令人垂涎。营养的胡萝卜也来保护孕妈妈跟胎儿的视力健康。

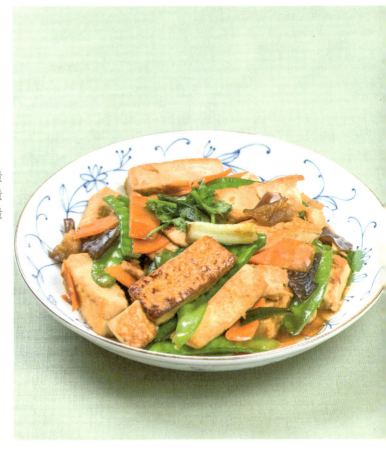

做法

1. 鸡蛋豆腐切长条状；荷兰豆洗净，去蒂头和粗丝；木耳洗净，切小片；胡萝卜洗净、去皮，切片。
2. 木耳、胡萝卜、荷兰豆放入加有盐的滚水中焯烫，再捞出备用。
3. 起油锅，煎豆腐至两面金黄，推到锅边；放入葱段、蒜末爆香，再加入蚝油、白糖和焯烫过的食材，翻炒均匀，加少许的水煨煮；最后加入米酒、芝麻油拌炒均匀，起锅后撒入香菜即可。

适合：怀孕中期孕妈妈

肉炒三丝

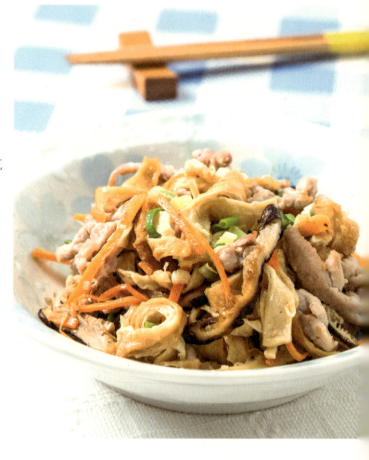

材料

猪肉 250 克　　干香菇 30 克
胡萝卜 100 克　葱花适量
豆皮 50 克　　　姜末适量

调味

盐适量
食用油适量

小常识

利用香菇的香、胡萝卜的甜，还有充满光泽的滑嫩肉丝，及吸收各食材风味的豆皮，给孕妈妈多健康、少负担的绝佳菜肴。

做法

1. 猪肉洗净，切丝；胡萝卜洗净，去皮、切丝；豆皮洗净，切丝；香菇用水泡开，洗净、切丝。
2. 热油锅，放入肉丝迅速滑散，炒至八分熟后，捞出沥油备用。
3. 原锅中另注油烧热，爆香葱花、姜末，放入胡萝卜丝，以大火翻炒，再加入豆皮丝、香菇丝继续翻炒 3 分钟，最后放入肉丝拌炒均匀，加盐调味即可。

适合：怀孕中期孕妈妈

秋葵炒虾仁

材料

秋葵 130 克
白虾 150 克
姜 2 片
蒜末 10 克

调味

鲣鱼酱油 15 毫升
盐 5 克
食用油适量

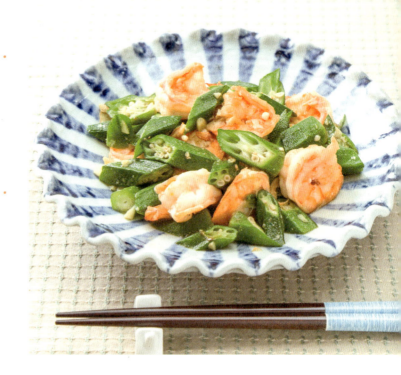

小常识

秋葵切段后烹调更能入味，虾仁的鲜味经由鲣鱼酱油调味，淡淡咸香更是诱人，是道味美、色鲜的营养料理。

做法

1. 秋葵洗净，去蒂头，切小段。
2. 白虾去肠泥及壳，洗净后剖背。
3. 热油锅，放入虾仁，煎至微香后，盛起备用。
4. 原锅直接爆香姜片、蒜末，放入虾仁和秋葵，加盐和鲣鱼酱油调味，拌炒均匀即完成。

适合：怀孕中期孕妈妈

水蒸鸡全翅

材料

鸡全翅 250 克
葱花少许
姜片少许

调味

盐 2 克
料酒 5 毫升

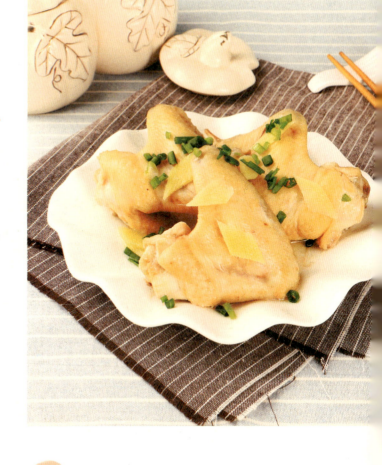

小常识

鸡肉本身鲜味浓，先放点盐和料酒可去腥提味，再通过蒸食来保持它的原汁原味，吃起来相当鲜香味美。

做法

1 洗净的鸡全翅中加入盐、料酒，搅拌拌匀，腌渍 10 分钟至去腥提鲜。
2 在腌好的鸡翅上放上姜片。
3 电蒸锅中注入适量清水烧开，放入腌好的鸡翅。
4 盖上盖，蒸 15 分钟至鸡肉熟透。
5 揭开盖，取出蒸好的鸡翅，撒上葱花即可。

适合：怀孕中期孕妈妈

藕片花菜沙拉

材料

花菜 60 克
莲藕 70 克

调味

白糖 2 克
白醋 5 毫升
盐少许
沙拉酱少许

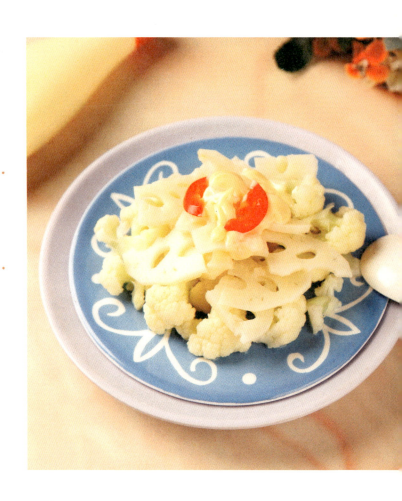

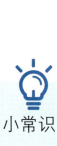

小常识

花菜质地细嫩清脆、味甘鲜美，食后极易消化吸收，非常适合食欲不佳的孕妇食用。

做法

1. 洗净去皮的莲藕切薄片，待用。
2. 洗净的花菜切成小朵，待用。
3. 锅中注入适量的清水，用大火烧开，倒入切好的藕片、花菜，煮至食材断生，捞出锅中食材。
4. 将藕片、花菜放入凉水中冷却一会儿，捞出沥干。
5. 将藕片、花菜装入碗中，加盐、白糖、白醋，拌匀。
6. 将拌好的食材装入盘中，挤上少许沙拉酱，放上少许圣女果装饰即可食用。

043

适合：怀孕中期孕妈妈

绿豆芽拌猪肝

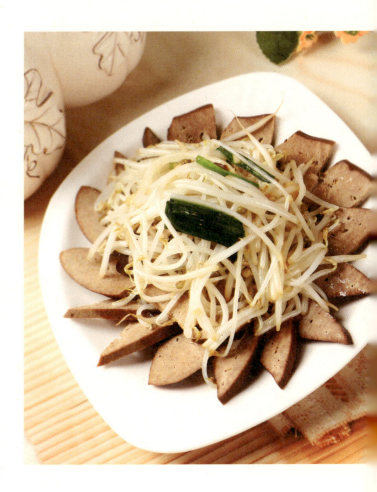

材料

卤猪肝 220 克
绿豆芽 200 克
蒜末少许
葱段少许

调味

盐 2 克
鸡粉 2 克
生抽 5 毫升
陈醋 7 毫升
花椒油适量
食用油适量

小常识

猪肝既能补血、抗疲劳，又能增强肝脏的排毒功能，与绿豆芽同食，对改善孕中期孕妇气血虚弱有益。

做法

1 将备好的卤猪肝切开，再切片。
2 锅中注水烧开，倒入洗净的绿豆芽，焯煮至食材断生，捞出待用。
3 用油起锅，撒上蒜末，爆香，倒入葱段、部分猪肝片，炒匀。
4 关火后倒入焯熟的绿豆芽，加盐、鸡粉、生抽，拌匀，注入少许陈醋、花椒油，拌至食材入味，待用。
5 取盘子，放入余下的猪肝片，摆好，再盛入锅中的食材，摆好盘即可。

适合：怀孕中期孕妈妈

酸脆鸡柳

材料

鸡腿肉 200 克
柠檬 20 克
蛋黄 20 克
橙汁 50 毫升
柠檬皮 10 克
脆炸粉 25 克

调味

盐 3 克
水淀粉 4 毫升
生粉 5 克
食用油适量

小常识

本品味道酸甜，孕妇食用可健脾开胃，且鸡腿肉中蛋白质含量较高，易被人体吸收，是孕妇补身的佳品。

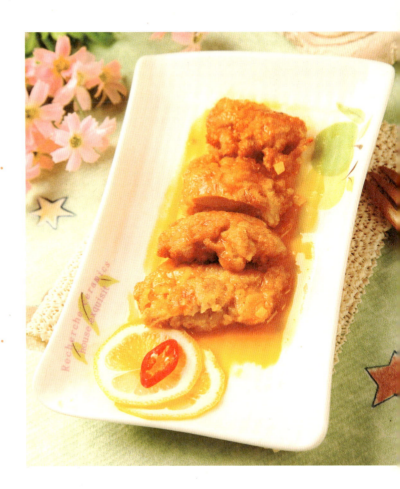

做法

1. 洗净的鸡腿肉切成大块；柠檬皮切成丝，再切成粒。
2. 将柠檬汁挤入鸡腿肉上，加盐、柠檬皮，腌渍半小时。
3. 在蛋液中加入少许生粉，拌匀；将腌渍好的鸡肉放入蛋液中，再粘上脆炸粉。
4. 锅中注油，烧至六成热，放入鸡肉，搅匀，炸至金黄色，捞出，沥干油，装盘待用。
5. 热锅注油，倒入柠檬皮，炒香，倒入炸好的鸡肉、橙汁，快速炒匀；关火后将炒好的鸡肉盛入盘中即可。

适合：怀孕中期孕妈妈

山苏炒小鱼干

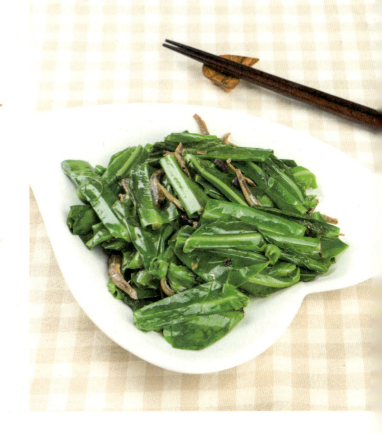

材料

山苏 300 克
小鱼干 30 克
蒜末少许
豆豉少许

调味

芝麻油适量
食用油适量

小常识

山苏富含蛋白质、多种维生素等营养素，具有利尿功能，并可预防贫血、高血压和糖尿病等，其中膳食纤维还可预防孕妈妈便秘。

做法

1. 山苏洗净，将较粗的茎撕除；小鱼干洗净；豆豉泡水去除多余盐分后，取出沥干备用。
2. 热油锅，爆香蒜末、豆豉，放入小鱼干炒香。
3. 加入山苏以大火快炒，炒至山苏熟透，表面看起来油油亮亮，起锅前淋上芝麻油即可。

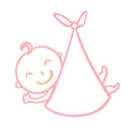

孕后期饮食攻略

孕后期的孕妈妈要适当增加蛋白质的摄取、确保钙和维生素D的足量供应、补充足量的维生素，这样不仅能养出健康宝宝，自己也能维持苗条身材。

孕7-10月
该补充的营养素

脑黄金(促进胎儿脑部及视网膜健康发育)

对人体十分重要的不饱和脂肪酸，包含磷脂酰丝氨酸、卵磷脂、DHA及EPA等，这些被统称为"脑黄金"。"脑黄金"是维持神经系统细胞生长的重要成分之一，大脑及视网膜的构成多半仰赖于它，其中，大脑皮层中含量高达20%，视网膜中所占比例最大，约有50%，对宝宝的智力、视力发展尤为重要。

妊娠七月，孕妈妈必需补充足够的"脑黄金"，不仅能够预防早产、增加胎儿重量、避免胎儿发育迟缓，更对胎儿的智力及视力发育都有很大的助益。

其中，DHA被人体吸收以后，绝大部分会进到细胞膜中，并集中在视网膜或大脑皮质中，进而组成脑部视网膜的感光体。

组成大脑皮质的要素之一便是感光体，其对脑部及视网膜发育具有重要作用。一般成人可以藉由必需脂肪酸转化出DHA，但胎儿却无法如此，一定得通过母体从饮食中摄取转化后的营养素来吸收脑黄金，因此，孕妈妈必需确认自己是否从饮食中获取足够的脑黄金。

缺乏"脑黄金"，对母体与胎儿都会造成影响，胎儿的脑细胞膜和视网膜中的脑磷脂容易不足，严重者甚至可能造成流产。

虽说摄取足够的"脑黄金"对孕妈妈十分重要，但摄取过多仍会造成不良后果，可能影响孕妈妈的免疫及血管功能，并且因为摄取过多热量，造成身体的负担。

碳水化合物(维持母体和胎儿正常的身体热量需求)

好的碳水化合物来源多半是植物性食物，除了碳水化合物以外，还能提供纤维、维生素、矿物质与植化素等营养，全谷类、豆类、蔬菜与水果等食物都可列为好的碳水化合物来源。

人体一日所需营养，有70%来自碳水化合物。由三大元素碳、氢、氧所组成的碳水化合物，是生物细胞结构主要成分及供给物质，对人类尤为重要，具备构成细胞组织、供给能量、节省蛋白质和维持脑细胞的重要作用。

进入妊娠八月，孕妈妈需特别注意碳水化合物的摄取，这个阶段因为胎儿开始在肝脏及皮下储存脂肪，因此需要从母体摄取足够的碳水化合物，若是摄取不足，可能导致酮症酸中毒或蛋白质缺乏。

碳水化合物是胎儿每日新陈代谢的

必需营养素，若是缺乏，可能造成母体与胎儿的不良影响，前者由于血糖含量降低，导致肌肉疲乏无力、身体虚弱以及心悸等症状，严重者还可能产生妊娠期低血糖昏迷。后者造成脑细胞所需葡萄糖供应减少，大幅减弱胎儿的记忆、学习及思考能力。

碳水化合物的主要食物来源是每餐的主食，孕妈妈在饮食上必须定时定量，才能维持正常的血糖指数，供给胎儿新陈代谢所需营养素，帮助其正常生长。但若摄取过多，则容易导致母体肥胖，反而造成身体的负担。

膳食纤维(促进孕妈妈肠道蠕动，防止孕期便秘)

膳食纤维对人体具备很多好处，包含预防心脑血管疾病、糖尿病、便秘、肠癌、胆结石、皮肤疾病、牙周病及控制体重等，这些好处对孕妈妈来说格外重要，因此这个时期，孕妈妈应该从饮食中补充足够的膳食纤维。

膳食纤维分为两类，水溶性与非水溶性，前者主要成分为果胶之类的黏性物质，可以溶于水中，变成胶体状；后者主要成分为木质素、纤维素及半纤维素等，虽然不溶于水，却可以吸附大量水分，进而促进肠道蠕动。

孕妈妈在妊娠九月摄取足够的膳食纤维，不仅可以增加每餐饱足感，更有助体重控制及肠胃蠕动。在这个时期，胎儿忽然快速地增大，对母体的消化器官产生压迫，使孕妈妈容易发生便秘情况，因此，必须摄取足够的膳食纤维，才能避免这种状况的发生。

食用膳食纤维后，可以有效帮助肠道蠕动，有利于代谢中有害物质的排出，对于皮肤的健康美丽更是加分；还可以减缓糖分的吸收，可说是天然的"碳水化合物阻滞剂"。

部分孕妈妈由于罹患妊娠糖尿病，需要严格控制血糖，若是摄取足够的膳食纤维，可以减缓糖分的吸收，并达到稳定血糖的功效。

硫胺素(避免产程延长，降低分娩困难)

硫胺素又叫做维生素B_1，是很重要的营养素之一，人体无法自行制造硫胺素，储存量也有限。虽然肠道细菌可以自行合成，但数量稀少，且主要为焦磷酸酯型，不易被肠道吸收，因此必须从每日食物中摄取，才能摄入足够的硫胺素。

孕期最后一个月，须特别注意补充足够的营养，其中，以硫胺素最为重要，孕妈妈须从饮食中充分摄取，才不会增加产程的困难。

硫胺素是人体必需营养素，与热量及物质代谢有很密切的关系，一般人缺乏硫胺素，可能出现全身无力、疲累倦怠等不适现象，孕妈妈则可能感到全身无力、疲乏不振、头痛晕眩、食欲不振、经常呕吐、心跳过快及小腿酸痛，长期缺乏，甚至可能导致横纹肌溶解症，甚至死亡。

现代社会由于饮食精致化，摄取的硫胺素几乎是农业社会的一半，复杂的加工程序同时也降低了硫胺素含量，正因如此，建议孕妈妈尽量选择粗粮来当主食，以增加硫胺素的吸收。

硫胺素多半存在谷物外皮及胚芽中，若是去掉外皮或碾掉胚芽，很容易造成硫胺素的流失，有些地方因为米粮过度精致化，反而诱发脚气病的风行。另一方面，过度清洗米粒、烹煮时间过长、加入苏打洗米等过度清洁的行为，也可能导致硫胺素的流失。

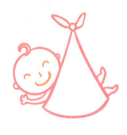

孕后期多吃含糖的食物

糖类即碳水化合物，很多食物都富含糖类，像是谷类、豆类、根茎蔬菜类及面粉制品等，谷类如白米、糙米、小米、紫米等；豆类如红豆、绿豆、黄豆等；根茎蔬菜类如土豆、红薯等。

富含碳水化合物的食物推荐

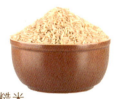

糙米

糙米完整地保存了稻米的营养，富含蛋白质、脂肪、膳食纤维、碳水化合物及维生素 B_1 等，所以是比白米更健康的食物。

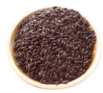

紫米

紫米营养价值很高，除含蛋白质、脂肪、碳水化合物外，还含有丰富的膳食纤维，可促进肠胃蠕动，预防产妇便秘。

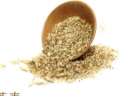

燕麦

燕麦富含蛋白质、多种维生素、碳水化合物和人体必需的八种氨基酸，营养丰富，具有滋养作用，也有促进伤口愈合、防止贫血作用。

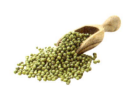

绿豆

绿豆中所含的蛋白质和磷脂，均有兴奋神经、增进食欲的功能，还富含碳水化合物和钙，能维持热量供给以及维护筋骨强壮。

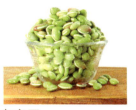

皇帝豆

皇帝豆是很好蛋白质及铁质来源，可以预防贫血。此外，磷、钾含量高也是皇帝豆一大特色，另外也含有碳水化合物。

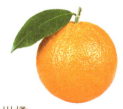

柑橘

柑橘的汁富含柠檬酸、氨基酸、碳水化合物、脂肪、多种维生素和矿物质，很受孕妇的欢迎。

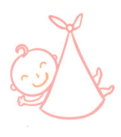

多吃含脑黄金的食物

富含脑黄金的食物主要有两大类，其一为坚果，其二为海鱼。坚果类有核桃、腰果、杏仁、花生、开心果、松子、葵花子、南瓜子等；海鱼则有金枪鱼、三文鱼、马鲛鱼、秋刀鱼、海鲈鱼及白带鱼等。

富含脑黄金的食物推荐

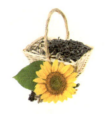

葵花子

含有丰富的铁、锌、钾、镁等微量元素以及维生素E，使葵花子有一定的补脑健脑作用。

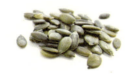

南瓜子

南瓜子含有丰富的蛋白质、脂肪，以及钙、铁、锌等矿物质，有滋养作用，产妇食用后，可通过乳汁为婴儿提供生长发育所需的营养。

杏仁

杏仁富含蛋白质、脂肪、胡萝卜素、B族维生素、维生素C及钙、磷、铁等成分。

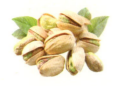

开心果

开心果是一种不含胆固醇的天然坚果，内含多种营养素，维生素E、叶黄素、膳食纤维等，是坚果类的佼佼者。

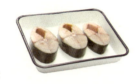

马鲛鱼

马鲛鱼含有丰富的DHA及EPA，鱼油也含有高度不饱和脂肪酸，鱼下巴的内成透明胶状部分富含胶原蛋白。

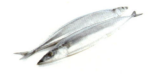

秋刀鱼

秋刀鱼的EPA和DHA含量超过鳗鱼或三文鱼的，其内脏有一股特殊的甘苦味，日本人视为珍品，因为富含维生素E，可以预防高血压。

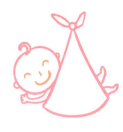

多吃含膳食纤维的食物

许多食物都含有丰富的膳食纤维,像是胡萝卜、土豆、南瓜、山药、绿豆芽、芹菜、花菜、海带、秋葵、苹果、木瓜、魔芋、燕麦和全麦面包等。

富含膳食纤维的食物推荐

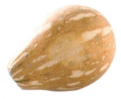

南瓜
南瓜含有丰富的钴和膳食纤维,能活跃体内新陈代谢,促进造血功能,并参与人体内维生素 B_{12} 的合成。

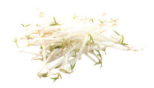

绿豆芽
绿豆芽中含有丰富的膳食纤维,可促进肠胃蠕动,缓解便秘,是易便秘孕妇的健康蔬菜。

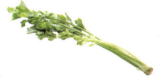

芹菜
芹菜含有丰富的膳食纤维,能促进胃肠蠕动,预防便秘。也含有芹菜碱和甘露醇,有降低血糖作用,对妊娠高血压有良好食疗作用。

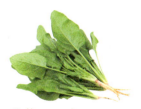

菠菜
菠菜富含膳食纤维,能清除胃肠道有害毒素,加速胃肠蠕动,帮助消化、预防便秘。

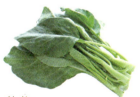

芥蓝
芥蓝含有的可溶性膳食纤维,可以润肠通便,减缓餐后血糖上升速度,能维持胎儿皮肤、胃肠道的健康,有助胎儿骨骼发育。

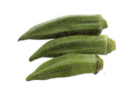

秋葵
秋葵还有丰富的可溶性膳食纤维,可轻松带走人体内垃圾,是很棒的营养减肥食材。

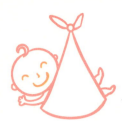

多吃含硫胺素的食物

许多食物都蕴含丰富的硫胺酸,其中以海鱼、全谷类及豆类最为丰富,海鱼种类很多,有三文鱼、金枪鱼、鳕鱼、鲈鱼等;全谷类则有糙米、胚芽米、紫米等;豆类则有红豆、绿豆、黑豆等。

富含硫胺素的食物推荐

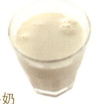

牛奶
牛奶除了富含矿物质、脂肪、矿物质外,还富含维生素 B_1,可保持正常的食欲和消化力,以及维持心脏、神经系统的功能。

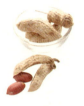

花生
花生所含有的维生素 B_1、维生素 B_2,可帮助糖类代谢、分解血糖,以维持血糖的稳定性,还可以协助新陈代谢,是非常好的食物。

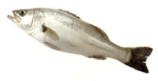

鲈鱼
鲈鱼肉质细嫩,含有丰富的蛋白质、钙、铁、锌和维生素 B_1,对骨骼组织有益,是孕妇和胎儿补充矿物质的好食材。

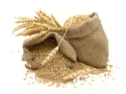

小麦
小麦富含蛋白质、钙、铁和维生素 B_1 等多种营养素,能养心安神、降低心血管疾病的发生,让身体更有元气,营养价值非常高。

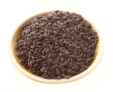

紫米
紫米中含有维生素 B_1,能保护产妇的手、足、视觉神经。此外,紫米还含有较为丰富的铁,是产妇的补血佳选。

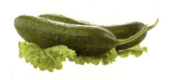

黄瓜
黄瓜含有维生素 B_1,能改善大脑和神经系统功能,有安神定志作用。黄瓜还含有丰富的纤维质,能加强胃肠蠕动,通畅大便。

适合：怀孕后期孕妈妈

奶油三文鱼炖饭

材料

白米 100 克
芹菜末 10 克
洋葱 80 克
三文鱼肉丁 120 克
蒜末 20 克
鲜奶油 50 克
高汤 200 毫升

调味

米酒 20 毫升
盐 5 克
黑胡椒粒少许

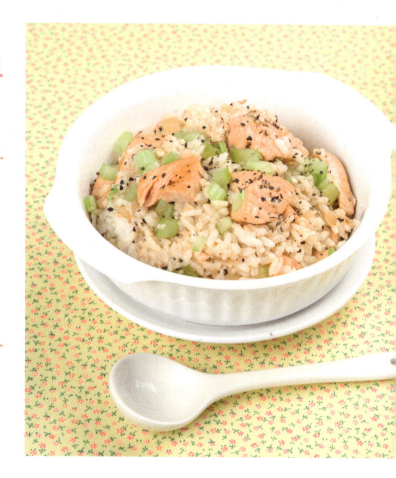

小常识

三文鱼富含脂肪，具有降低血胆固醇、活化脑细胞，以及预防心血管、视力减退及其疾病等功效。

做法

1. 白米洗净，沥干备用；三文鱼肉丁加入米酒、盐腌渍入味；洋葱洗净，去皮、切丁。
2. 内锅中依序放入白米、洋葱、蒜末、三文鱼肉丁、鲜奶油和高汤，放进电锅，外锅加 200 毫升水，按下开关，蒸至开关跳起，再焖 10 分钟。
3. 打开锅盖，加入芹菜末，用饭匙搅拌均匀，盛在碗中，撒上黑胡椒粒即可享用。

适合：怀孕后期孕妈妈

姜丝鲜鱼汤

材料

鲈鱼 1 尾
枸杞 15 克
葱 1 支
姜丝 30 克

调味

米酒 30 毫升
盐少许

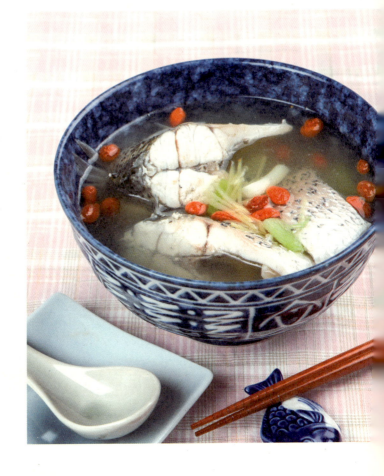

小常识

这道汤品所使用的鲜鱼可以换成孕妈妈喜欢的鱼类，但尽量使用鱼刺较少的鱼类来炖煮成汤，喝的时候才不会不小心被鱼刺卡住喉咙。

做法

1. 鲈鱼洗净，切厚片；葱洗净，切小段；枸杞洗净，泡水备用。
2. 内锅中依序放入鲈鱼、葱、姜丝、一半的枸杞、米酒和适量的水。
3. 将内锅放进电锅中，外锅加 200 毫升的水，按下开关，蒸至开关跳起。
4. 打开锅盖，倒入剩下的一半枸杞，再加少许盐调味即完成。

适合：怀孕后期孕妈妈

黑麦汁鸡肉饭

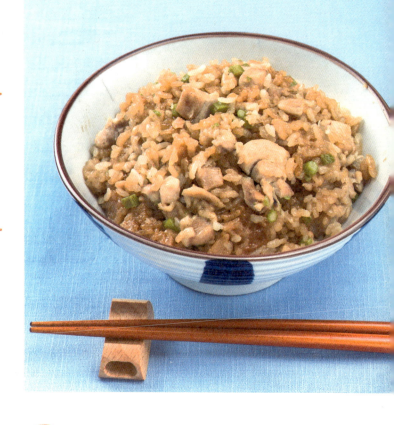

材料

白米 100 克
去骨鸡腿肉 240 克
芦笋 40 克
黑麦汁 250 毫升

调味

盐 5 克

小常识

只要把所有材料放进电锅中，蒸至开关跳起就完成这道香气四溢的黑麦汁鸡肉饭，非常简单，营养也丰富，非常适合怀孕后期孕妈妈。

做法

1. 白米洗净；鸡腿肉洗净，切成小丁；芦笋洗净，切小丁，备用。
2. 内锅中依序放入白米、芦笋丁、鸡腿丁、盐和黑麦汁。
3. 将内锅放到电锅中，外锅倒入 200 毫升水，按下"饭（快煮）"键，蒸好后再焖 10 分钟。
4. 打开锅盖，将饭和食材搅拌均匀，即可盛出享用。

适合：怀孕后期孕妈妈

山药鸡汤

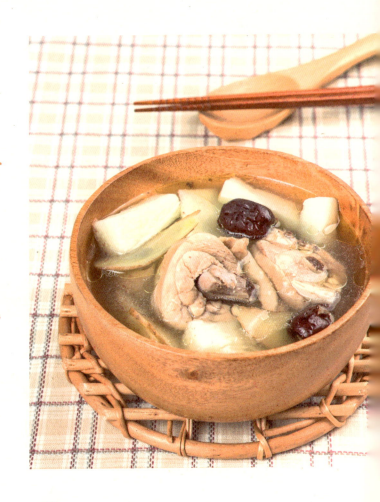

材料

鸡腿肉 300 克
山药 200 克
枸杞 10 克
红枣 6 颗
姜 3 片

调味

米酒 15 毫升
盐少许

小常识

这道汤品，因为多加了红枣和枸杞，喝起来有股天然的甜味，不需要加多余调味，就能喝到清甜的口感。

做法

1. 鸡腿肉洗净，切块；山药洗净，去皮、切块；枸杞洗净，泡水备用；红枣洗净，沥干备用。
2. 内锅中依序放入山药、鸡腿肉、红枣、姜片、米酒和适量的水。
3. 将内锅放进电锅中，外锅加 200 毫升的水，按下开关，蒸至开关跳起。
4. 打开锅盖，加入枸杞搅拌均匀，再加少许盐调味即完成。

适合：怀孕后期孕妈妈

卤牛腱

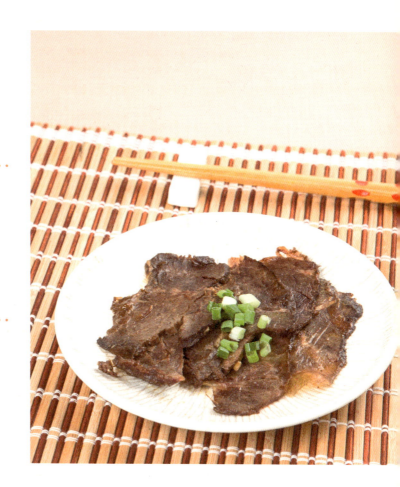

材料

牛腱 600 克
姜片 30 克
葱 2 支
卤包 1 个
葱花适量

调味

酱油 250 毫
绍兴酒 30 毫升
白糖 30 克
盐 5 克

小常识

这道菜制作轻松又美味，可以增强体内抗氧化物质。在烹调牛肉时，建议以炒、焖、煎的方式来保持住原有的维生素及矿物质。

做法

1. 牛腱洗净，放入滚水中汆烫去血水，捞起再洗净备用；葱洗净，切段。
2. 内锅中放入牛腱、姜片、葱段、卤包、所有调味料和适量的水。
3. 将内锅放进电锅中，外锅加 400 毫升水，按下开关，蒸至开关跳起，再焖 30 分钟。
4. 取出牛腱，切成薄片，最后撒上葱花即可享用。

适合：怀孕后期孕妈妈

木须炒面

材料

木耳 60 克　　葱段适量
鸡蛋 1 个　　　乌醋 10 毫升
面条 200 克　　酱油适量
肉丝 100 克　　白糖适量
胡萝卜 80 克

调味

白胡椒粉 5 克
芝麻油适量
食用油适量

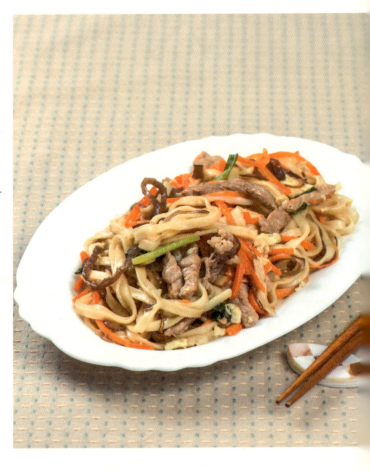

小常识

鸡蛋和猪肉有助于生精养血、生肌健体，有补益脏腑、催乳的作用。不过一天仍不宜吃太多的鸡蛋，尤其是蛋黄，以免引起胆固醇过高。

做法

1 木耳洗净，切丝；胡萝卜洗净，去皮，切丝；鸡蛋在碗中搅散成蛋液，将一半的蛋液放入锅中炒熟、炒散后，盛起备用。

2 面条烫至七分熟，放入胡萝卜、木耳焯烫，再全部捞出备用。

3 锅底留油，爆香葱段，加入肉丝、调味料A、焯烫的食材和面，转大火快炒，加少许水、白胡椒粉和炒熟的蛋，再倒入剩余的蛋液炒匀，起锅前淋上芝麻油即可。

适合：怀孕后期孕妈妈

牛蒡炒肉丝

材料

牛蒡 200 克
猪瘦肉 100 克
姜丝适量
葱花适量

调味 A

蛋白 1 个
酱油适量
白糖适量
生粉适量

调味 B

酱油适量
白糖适量
盐适量
食用油适量

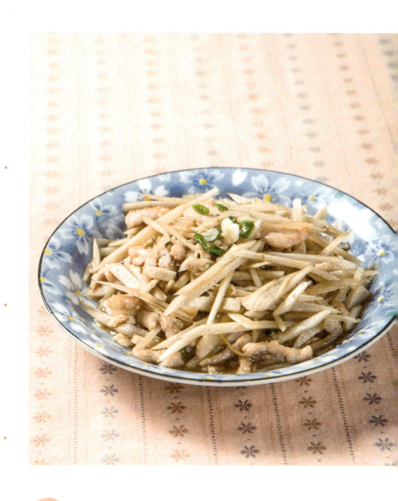

做法

1. 猪瘦肉洗净，切丝；牛蒡洗净，去皮、切丝，泡在盐水中。
2. 猪肉丝加入调味料 A 拌匀，腌渍 10 分钟至入味。
3. 热油锅，爆香姜丝，放入猪肉丝炒散，再放入牛蒡、酱油、白糖，加适量的水，小火煨煮 2 分钟至熟，撒上葱花即可。

适合：怀孕后期孕妈妈

清蒸茄段

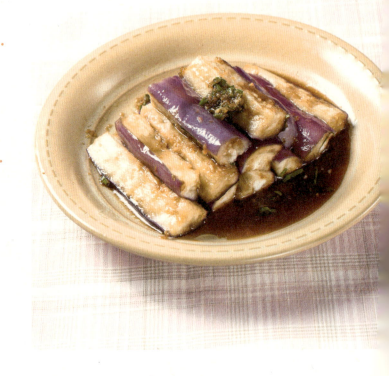

材料

茄子1条
蒜末适量
葱末适量

调味

酱油适量
乌醋适量
芝麻油适量
盐适量

小常识

茄子的紫色皮中含有丰富的维生素E和类黄酮等营养素，能防止微血管破裂出血，预防坏血病及促进伤口愈合的功效。

做法

1 茄子对剖，切长段，放入碗中。
2 将蒜末、葱末、酱油、乌醋、盐和芝麻油搅匀，调成酱料。
3 茄子皮朝下地放入蒸锅，大火蒸熟后取出茄子，沥干水分，淋上酱汁即可。

适合：怀孕后期孕妈妈

豆腐肉饼

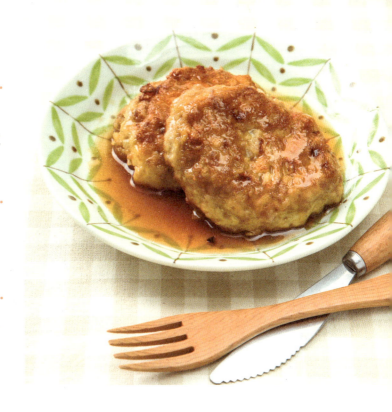

材料

猪绞肉 200 克　鸡蛋 1 个
板豆腐 200 克　生粉 60 克
洋葱 25 克

调味 A

白胡椒粉 2 克
盐 2 克

调味 B

酱油 15 毫升　白糖 15 克
味醂 15 毫升　蚝油 5 克
米酒 15 毫升
白醋 30 毫升

调味 C

米酒少许
水淀粉少许
食用油适量

做法

1. 将调味料 B 调成酱汁备用；板豆腐压成泥状，沥干多余的水分；猪绞肉用刀剁细至出现黏性；洋葱洗净，去皮、切末。
2. 将豆腐、猪绞肉、洋葱、蛋、生粉和调味料 A 混匀成馅料。
3. 热油锅，将馅料整成大小一致的圆饼状，以中小火煎至两面金黄，即可盛起。
4. 锅底留油，放入调好的酱汁，煮至沸腾，加少许米酒和水淀粉勾芡，放入豆腐肉饼再煮 1 分钟即完成。

适合：怀孕后期孕妈妈

菠菜鸡蛋干贝汤

材料

牛奶 200 毫升
菠菜段 150 克
干贝 10 克
蛋清 80 毫升
姜片少许

调味

料酒 8 毫升
食用油适量

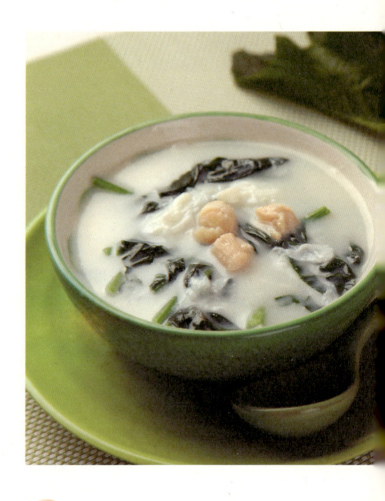

小常识

菠菜含有叶绿素、维生素K 等营养成分，有补血止血、利五脏、通肠胃、调中气等功效，适合孕妈妈食用。

做法

1. 热锅中注入适量食用油，烧至五成热，放入姜片、干贝，爆香。
2. 倒入适量清水，搅拌匀，加入少许料酒。
3. 盖上盖，煮约 8 分钟至沸腾。
4. 揭开盖，倒入洗净切好的菠菜，搅拌均匀。
5. 待菠菜煮软后，倒入牛奶，搅拌均匀。
6. 煮沸后倒入蛋清，续煮约 2 分钟，搅拌均匀。
7. 盛出煮好的汤料，装碗即可。

适合：怀孕后期孕妈妈

玉米排骨汤

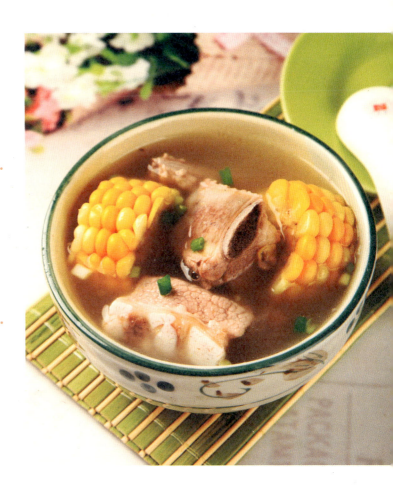

材料

玉米段 250 克
猪小排 250 克
姜片 5 克
葱花 5 克
葱段 5 克

调味

料酒 5 毫升
盐 3 克
鸡粉 2 克

小常识

玉米含有亚油酸、矿物质、维生素、叶黄素等成分，具有增强免疫力、美容护肤、加速新陈代谢等功效。

做法

1 锅中注入适量的清水，用大火烧热。
2 倒入备好的猪小排，淋入少许料酒，汆煮去血水，将焯好的排骨捞出，沥干水分。
3 砂锅中注入适量的清水用大火烧开，倒入玉米、排骨、姜片、葱段，搅拌片刻。
4 盖上锅盖，烧开后转小火煮 1 个小时使其熟透。
5 掀开锅盖，加入少许盐、鸡粉，搅拌片刻，使食材入味。
6 关火，将煮好的汤盛出装入碗中，撒上葱花即可。

适合：怀孕后期孕妈妈

鸡肉拌黄瓜

材料

黄瓜 80 克
熟鸡肉 70 克
香菜 10 克
红椒 30 克
蒜末 20 克

调味

白糖 2 克
芝麻油适量
盐适量
鸡粉适量

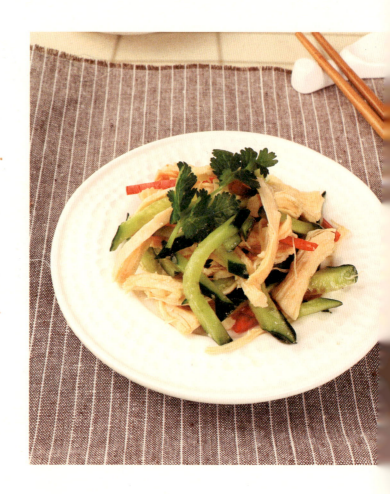

小常识

黄瓜富含多种维生素，搭配鸡肉常食，可促进胎儿生长发育、改善孕妈妈缺铁性贫血。

做法

1. 洗净的黄瓜斜刀切片，再切成粗丝。
2. 洗净的红椒切开去籽，切成丝。
3. 熟鸡肉用手撕成小块，待用。
4. 取一个碗，倒入黄瓜丝、鸡肉块，再加入红椒丝、蒜末，再放入盐、鸡粉、白糖，淋上少许芝麻油，搅拌匀。
5. 取一个盘子，将拌好的食材倒入，再放上备好的香菜即可。

适合：怀孕后期孕妈妈

虾仁蒸豆腐

材料

虾仁 80 克
豆腐块 300 克
姜片少许
葱段少许
葱花少许

调味

盐 2 克
鸡粉 2 克
生粉 5 克
白糖 2 克
蚝油 3 克
料酒 10 毫升
水淀粉少许
食用油适量

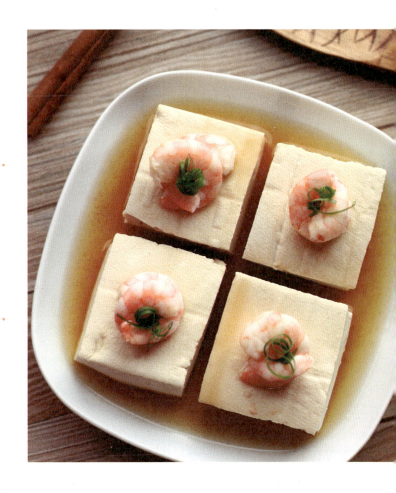

做法

1. 虾仁由背部划开，用牙签挑去虾线，装入碗中，加入少许盐、鸡粉、料酒、生粉、食用油，腌渍 10 分钟，备用。
2. 豆腐块装盘，加适量盐，放入烧开的蒸锅中，大火蒸 5 分钟，取出待用。
3. 用油起锅，爆香姜片、葱段、葱花，倒入虾仁，炒至变色，加少许清水，炒匀，加入适量盐、鸡粉、白糖、蚝油、料酒、水淀粉调味，关火后盛出虾仁，待用。
4. 在豆腐上放上虾仁，淋上锅中的汁即可。

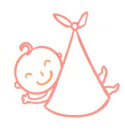

怀孕不适症饮食攻略

此单元针对孕期容易发生的各种不适症状,做解释并提供改善方式,搭配几道可以减缓不适症状的饮食,让妈妈们吃得安心又健康。

孕吐

孕吐是怀孕初期常见的症状之一,可分为轻微、一般和严重3种程度。对于轻微呕吐及一般呕吐,医生会建议孕妇尽量忍耐,只要度过怀孕初期,症状大多可以获得改善。

很多孕妈妈在出现孕吐后,自然而然就改吃一些比较稀的食物,其实,吃太多稀的食物反而会吐得更厉害。

※改善方式

有胃口的时候多吃一点,没胃口的时候就少吃一点,不仅可以减轻呕吐,更可以补充到一些孕期应该补充的营养。若发生严重呕吐,且孕妈妈的体重急遽下降,这时应立即就医,医生会针对孕妇的身体状况进行评估,采取适当的药物治疗。

食欲不振

通常有孕吐现象的准妈妈,连带也会有食欲不振的问题,且怀孕时,体内会分泌大量黄体素,这些激素会让孕妈妈感到疲倦不适,甚至影响到食欲,大部分的孕妇需要3~4个月的时间来适应这些高浓度的激素,这段期间就会产生恶心与食欲不振的情况。

※改善方式

改变烹调方式,将食材进行片状或切碎的处理,并避免使用味道太重的调味料,皆有助于促进食欲。

头晕

头晕是孕期常见的症状,轻者头重脚轻、走路不稳;重者眼前发黑、突然晕厥。孕期头晕常由多种原因引起,孕妇在发现自己怀孕之前,通常会有头晕症状,这与体内激素变化有关;但也可能是低血糖导致的,比如饮食不当,就可能感到头晕;也有可能是孕期贫血所造成的头晕现象。

※改善方式

孕妈妈有头晕的情形时,应减慢生活速度,动作尽量轻缓,也可少量多餐,以保持血糖的稳定。

易疲倦

怀孕初期,孕妈妈体内会分泌许多激素,这些激素会让孕妈妈比较嗜睡,借此使身体处于安稳的状态,迎接新的生命。通常到了怀孕中期,疲倦的状况会稍微好转,基本上不会有太大问题,但休息后仍有明显的疲倦感,可能就要请医生检查是否有问题。

※改善方式

若单纯因为激素变化而引起疲倦，孕妈妈只要多休息即可，但如果是孕吐或脱水造成的身体疲倦，就要适当补充电解质和水分，严重时可以靠药物减轻症状。

便秘

孕妈妈比一般人更容易出现便秘的情况，原因在于怀孕后卵巢大量分泌黄体素，黄体素有滞留水分的效应，会让水分留在细胞中，影响肠胃道代谢；而随着怀孕周数增加，子宫也会逐渐变大并压迫到肠道，使肠胃蠕动减慢。

另外，大部分怀孕妈妈缺乏运动，导致粪便停留在肠道内的时间变长，使排便变困难。

※改善方式

固定排便时间；多运动有助排便，孕妈妈最好每天有30分钟的运动时间；每天摄取足够水分，尤其早上起床空腹时先喝杯水，可达到润肠、刺激肠蠕动的目的；多吃蔬菜水果可有助排便。

腹部胀痛

由于怀孕时子宫变大，压迫到胃、肠器官，使得腹部产生疼痛感；此外，怀孕时血液会大量流入子宫，以提供胎儿成长所需的养分，在血流效应的作用下，也会使腹部变得不舒服。

※改善方式

在饮食上应少量多餐，以免造成胃胀、腹痛等不适；控制情绪，经常保持愉悦心情；另外丈夫给予安慰与鼓励，能帮助孕妈妈对抗孕期的不适。

睡眠不足

怀孕中期以后，腹部越来越大，晚上睡觉的姿势受限，无法安稳入睡。再加上频尿等不适也容易影响睡眠品质。

※改善方式

睡前寻找让自己安心入睡的方法，比如喝热牛奶、听柔美的音乐或舒服的睡姿，也能帮助入睡。

下肢水肿

水肿在怀孕中后期时比较明显，若不严重，大多不须治疗，但较为严重时，则应赶紧就医。

※改善方式

不太严重的水肿，只要多注意饮食、营养均衡，不要吃太咸，适度补充蛋白质即可减轻。

腰酸背痛

到了怀孕中后期，随着肚子逐渐变大、体重增加，孕妈妈开始行动不便，甚至经常出现腰酸背痛、全身酸痛、抽筋、静脉曲张等症状。因为肚子的重量，容易有弯腰驼背的情形，压力往下时，脊柱就会不自主地弯曲，当然就容易腰酸背痛了。

※改善方式

保持姿势正确、抬头挺胸，让重量平均放在骨骼上，是预防和减缓腰酸背痛的有效方法。另外，要提醒怀孕妈妈，做任何动作时，应避免突然爆发性的动作，否则很容易造成韧带受伤。

适合：出现孕吐的孕妈妈

清香西红柿饭

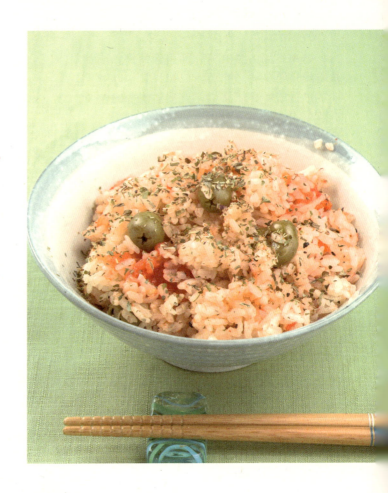

材料

白米 100 克
西红柿 100 克
绿橄榄 5 个

调味

盐 5 克
橄榄油 10 毫升
黑胡椒粒 5 克
意大利香料粉 5 克

小常识

网络流行的美味炊饭，只要将一整个西红柿放到白米上头，放入电锅中，等待煮饭完成，就能享受清淡香甜的西红柿饭。

做法

1. 白米洗净；西红柿洗净，切去蒂头。
2. 内锅中依序放入白米、盐、橄榄油、黑胡椒粒、绿橄榄和 200 毫升水，正中央摆上西红柿。
3. 将内锅放到电锅中，外锅倒入 200 毫升水，按下"饭（快煮）"键，蒸好后再焖 10 分钟，打开锅盖，将西红柿压碎拌匀，盛出后撒上意大利香料粉即完成。

适合:感到疲倦的孕妈妈

清蒸丝瓜蛤蜊

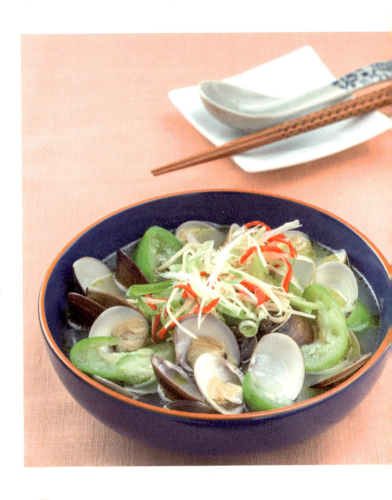

材料

蛤蜊 250 克　辣椒 80 克
丝瓜 200 克　姜丝适量
蒜末 5 克　　葱段适量

调味

奶油 15 克
米酒 10 毫升

小常识

新鲜的蛤蜊配上清甜的丝瓜,完全不用加一滴水,就能蒸出原汁原味的美味汤汁,喝一口就能补充满满的元气。

做法

1. 蛤蜊泡水吐沙;丝瓜洗净、去皮,切滚刀片;辣椒洗净、去籽,切丝后泡水;葱段洗净,切丝后泡水;取一半姜丝泡水,备用。
2. 内锅中依序放入丝瓜、蛤蜊、奶油、蒜末、另一半的姜丝和米酒,放到电锅中,外锅倒入 200 毫升水,按下开关,蒸至开关跳起。
3. 打开锅盖,将蒸好的丝瓜蛤蜊盛盘,撒上泡水的姜丝、葱丝、辣椒丝即完成。

适合：出现便秘的孕妈妈

照烧秋葵

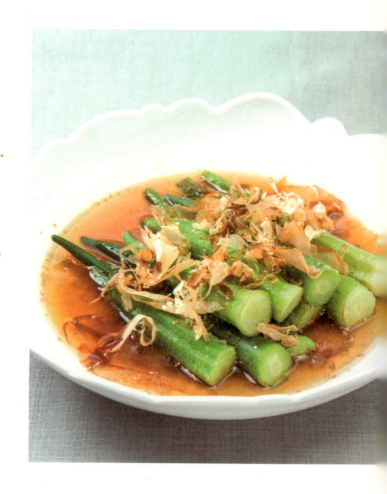

材料

秋葵 10 支
柴鱼片适量

调味

鲣鱼酱油 20 毫升
盐少许
米酒 8 毫升
姜汁 8 毫升
食用油适量

小常识

秋葵可以有效预防便秘，怀孕妈妈若有便秘困扰，可以多吃秋葵，以解缓便秘带来的不适感。

做法

1. 用少许盐搓去秋葵表层的绒毛，再冲水洗净，并在秋葵表面划上间隔 0.2 厘米的刀口。
2. 锅中倒入适量油，烧热后，放入秋葵略微拌炒。
3. 再加入鲣鱼酱油、米酒、姜汁和 60 毫升的水，盖上锅盖焖 5 分钟，起锅后撒上柴鱼片即完成。

适合：出现腹胀的孕妈妈

姜糖炖藕片

材料

莲藕 100 克
姜母糖 30 克

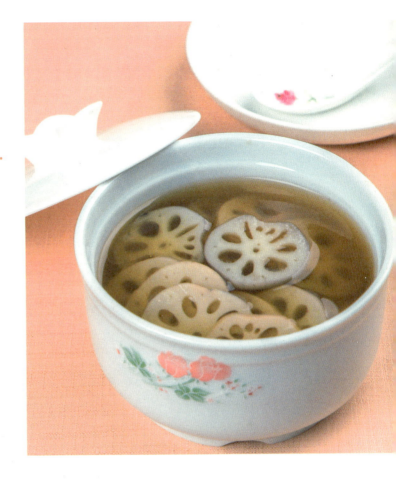

小常识

莲藕所含的特殊营养成分，有助于让孕妈妈安定心神。本品汤汁清甜、口感松软，让食用者好吸收、好消化，是食补好料理。

做法

1. 莲藕洗净、去皮，切薄片。
2. 内锅中依序放入藕片、姜母糖和 600 毫升的水。
3. 将内锅放到电锅中，外锅倒入 200 毫升水，按下开关，蒸至开关跳起，再焖 10 分钟即完成。

适合：食欲不振的孕妈妈

土豆沙拉

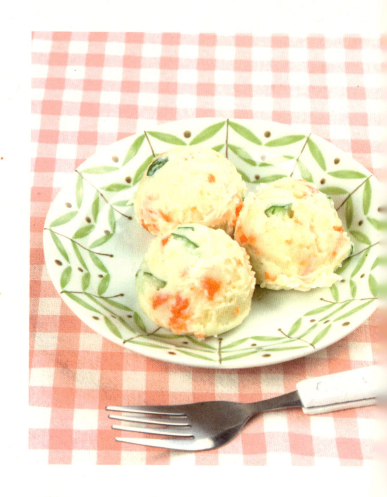

材料

土豆 200 克
洋葱 50 克
胡萝卜 25 克
小黄瓜 50 克

调味

蛋黄酱适量
食用油适量

小常识

这是一道简单又营养均衡的沙拉，且土豆还能增加饱足感。当孕妈妈胃口不佳时，来一份此沙拉，就能补充营养及热量。

做法

1. 土豆洗净，去皮、切块；洋葱、胡萝卜洗净，去皮、切丁；小黄瓜洗净，切丁备用；内锅中放入土豆，将内锅放进电锅中，外锅加 200 毫升水，蒸至开关跳起，取出土豆压成泥，放凉备用。
2. 热油锅，放入洋葱炒至透明，再加入胡萝卜、小黄瓜略炒，取出放凉备用。
3. 取一大碗，放入所有炒料、土豆泥、蛋黄酱搅拌均匀即完成。

适合：睡眠不足的孕妈妈

鲜乳奶酪

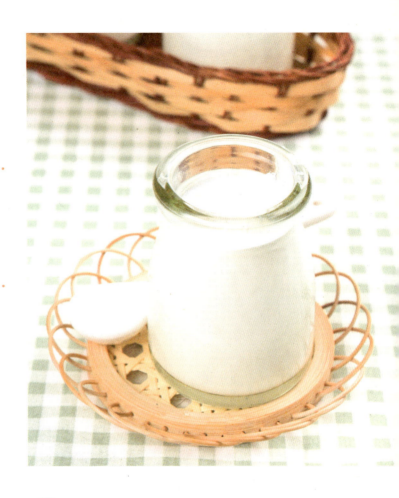

材料

牛奶 200 毫升
鲜奶油 100 克
吉利丁片 2 片

调味

白糖 15 克

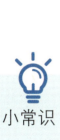

小常识

牛奶可以改善睡眠品质，用来做成简单又方便的甜点，还能补充元气，怀孕后期常常睡不好的孕妈妈来尝尝吧！

做法

1. 吉利丁片放在冷开水中泡软，备用。
2. 电锅外锅加 200 毫升水，盖上锅盖，按下开关，预热电锅 5 分钟。
3. 将牛奶、鲜奶油、吉利丁片、白糖放入内锅中，再将内锅放在预热好的电锅中，不要盖上锅盖，加热至吉利丁和白糖完全融化，放凉后装入模具中。
4. 鲜奶液放进冰箱中，冷藏 3 小时，即可取出享用。

Part 2
产后身体调理饮食

孕妇在分娩时会消耗大量的体力,产后还会伴随出汗和一定的恶露排出,同时损失一部分营养。因此,产后的身体调理至关重要。调理身体,饮食是关键。补充合理的营养素有助于产后身体的恢复,也可间接预防多种产后疾病,使妈妈宝宝都健康。

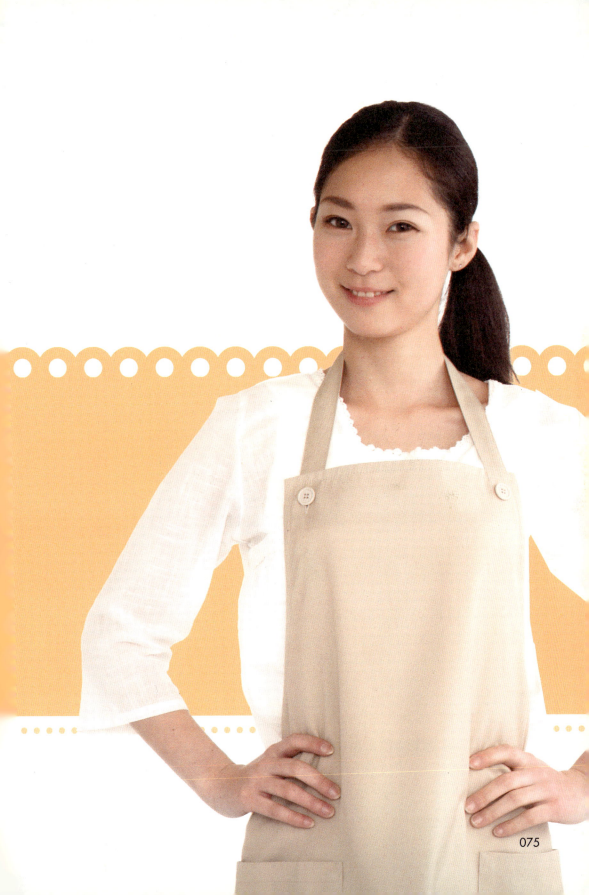

产后坐月子饮食原则

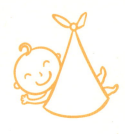

产妇在生产过程中,血液、含氧量与体力都大量消耗,易出现气血不足的现象,身体虚弱、易寒冷,肠胃也更敏感,可通过饮食来调整身体。

九大产后饮食基本原则

1.全谷根茎类

主要是提供身体活力及产生热量的淀粉类食物,供应形态多样化,如米饭、面条、面包、麦片、饼干、红薯和土豆等,每日的建议摄取量是3~5碗,而每一碗米饭(约200克)等于2碗稀饭,或4片薄片吐司。

食物分量:产妇3~6碗、哺乳产妇4~6碗。

饮食注意事项:五谷根茎类是热量的主要来源,亦可食用具有补铁功效的紫米和五谷米。

2.豆鱼肉蛋类

鱼肉类是提供动物性蛋白质的来源;豆蛋类则提供植物性蛋白质,哺乳期每日摄取量为150克肉类,或是1个鸡蛋、1块豆腐或6只虾,所含的蛋白质亦相当于150克肉。

食物分量:产妇4~5份、哺乳产妇5~6份。

饮食注意事项:豆类为易胀气食物,产妇不宜食用过多。

3.蔬菜水果类

蔬菜、水果含丰富维生素C、水分、矿物质和纤维素,是人体所必需的营养,每日摄取量分别为深色绿叶蔬菜3碟、水果2个,还可多吃些有色蔬菜,如绿色或黄红色蔬菜。

食物分量:蔬菜为产妇3~4份、哺乳产妇3~4份;水果为产妇约2份、哺乳产妇3~4份。

饮食注意事项:选择蔬菜时,应避免大白菜、白萝卜、茄子、莲藕、竹笋、冬瓜等寒凉性蔬菜;选择水果时,应避免梨子、西瓜、香瓜、橘子、西红柿、柿子、葡萄柚等寒凉、酸性水果。

4.牛奶及乳制品

牛奶建议每日饮用1~2杯,宜选用脱脂牛奶。

食物分量:产妇1~2杯、哺乳产妇3杯。

饮食注意事项:以温牛奶为佳,忌饮冰牛奶,必要时,可以用低脂牛奶代替。

5.油脂类

每日建议使用量是45毫升。猪油、牛油等动物性油脂,因容易引起心血管方面的疾病,所以尽量少用。

食物分量:产妇2~3匙、哺乳产妇3匙。

饮食注意事项:伤口红肿疼痛时,忌食含有芝麻油及酒的食物,可用苦茶油取代芝麻油。

6.调味应清淡

少盐而非无盐,因为缺钠会出现低血压、头晕目眩、恶心呕吐、食欲不振、无力等症状;但吃太咸则会加重肾脏负担,产妇体内多余水分不易排出,又使得血压升高,所以选择低盐比较健康。

7.烹调用酒要适宜

自然产的产妇头1周不要用酒料理;剖宫产的产妇则是前2周不宜用酒料理。

8.食物选择技巧

可选择易消化吸收且能顺利排出恶露及迅速恢复体力的食物。

9.持续追踪健康问题

如有妊娠糖尿病患者,产后要继续追踪血糖,并持续减肥、节制食用甜食、增加运动,以便早日改善血糖状况。

食材推荐

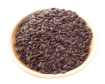

紫米

紫米富含多种维生素,能滋阴补肾、明目补血,还能促进哺乳期的妈妈分泌乳汁。

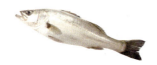

鲈鱼

食用鲈鱼能改善胎动不安的情况,并促进产后妈妈的乳汁分泌,对手术后的伤口愈合也很有帮助。

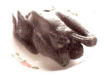

乌骨鸡

与一般鸡肉相比,乌骨鸡营养价值更高,且胆固醇和脂肪含量较低,是补虚养身的佳品,对产后贫血的妈妈有显著功效。

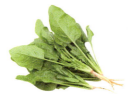

菠菜

菠菜中的叶酸有补血、止血的功效;其中所含的膳食纤维能促进肠胃蠕动、帮助排便;而所含的胡萝卜素则可以延缓细胞老化。

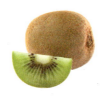

猕猴桃

食用猕猴桃可以帮助脑部活动,具有稳定情绪、镇静心绪的作用;还能强化肠胃功能,帮助排便。

牛奶

牛奶营养丰富,且容易吸收,能促进幼儿大脑发育,对人体骨骼、视力、皮肤和肠胃蠕动都有显著作用。

三大产后饮食要诀

要诀一：阶段性食补

中医典籍《金匮要略》指出"新产妇人亡津液、胃燥"，产妇产后非常虚弱，消化吸收还不顺畅，如果此时摄取过多的养分，反而会造成"虚不受补"的现象，所以产后饮食需要按照身体复原做阶段性规划，才能循序渐进顺利复原。

★ 术后3天：

术后产妇可先喝点萝卜汤，帮助肠道排气后开始进食；术后第1天，一般以稀粥、藕粉、果汁、鱼汤、肉汤等流质食物为主，一天进食6~8次；术后第2天可吃些稀、软、烂的半流质食物，如肉末、肝泥、鱼肉、蛋羹、面条等，一天进食4~5次；术后第3天可以食用普通饮食了，主食350~400克、牛奶50~500毫升、肉类15~200克、鸡蛋2~3个、蔬菜水果500~1000克、植物油30毫升左右，但需要注意的是豆浆、大量含蔗糖等胀气食物不宜食用。

★ 第1周：代谢排毒、活血化瘀

产后第1周产妇体力很差、全身肿胀未消，肠胃尚在休眠中，子宫正在强力收缩，恶露大量排出，这时候的饮食调补重点在于调理肠胃的正常功能，帮助恶露和水分的排出，并补充体力，提高抵抗力。

太多油腻的饮食会造成肠胃负担，相当不适合产妇，为配合虚弱的身体，食补重点为补血、去恶露，应选择易消化的食物，多吃清淡开胃的粥品与汤品，如鸡汤、鱼汤；也适合多吃猪肝等动物肝脏，帮助补血。

★ 第2周：养腰固肾、收缩内脏和骨盆腔

随着子宫进入骨盆腔，促进肠胃功能恢复和内脏的复位、收缩就成为本周食补的重点，因为肠胃是气血之源，与营养吸收、内脏收缩密切相关，调补到位才能帮助产妇吸收营养。可多吃猪腰、猪蹄、青木瓜来促进乳汁分泌；忌食人参、韭菜及大麦芽、麦芽糖等麦类制品，以免造成乳汁减少。

★ 第3周：滋养泌乳、补中益气

产妇已经逐步恢复，母乳品质也趋于稳定，本周的调补重点在于滋养泌乳、补充元气。母乳是妈妈精血生成的，只要产后调补得宜、气血顺畅，奶水就会源源不绝；而哺乳会消耗大量能量，所以这时滋养进补是较为恰当的时机。妈妈可以选择麻油鸡汤、花生猪蹄汤等蛋白质含量较高的菜色进补。

★ 第4周：滋养泌乳、改善体质

妈妈的体力、肠胃和精神都已逐渐恢复，此时千万不能松懈，更应该严格按照坐月子的饮食和休养方式，使体力充足，才能落实整个坐月子的成果，帮助妈妈达到最佳体力与健康状态。可适量吃些麻油鸡，增加蔬果的摄取量，并适时加入海鲜，如虾、贝类等养颜食材，建议以"低热量、少脂肪"为原则，才能补得营养又健康。

要诀二：产后温和热补

中医典籍《傅青主女科》指出，产后"寒则血块停滞，热则新血崩流"，所以产后需要温和热补，才能有效补气、补血，并避免加重热性症状的不适，而月子食用油的选择是温和热补的关键。

黑芝麻中所含的芝麻素、芝麻酚等

营养成分具有解毒、保护肝脏、抑制胆固醇、抗氧化等多种作用；产后妈妈容易发生掉发、白发、便秘及黑色素沉淀等症状，多补充黑芝麻能够温补身体，可预防和解决以上问题。

生姜能解表散寒、温肺止咳、温润子宫；而生姜皮能够利尿消肿，搭配黑芝麻低温烘焙而成的黑麻油，能够暖化温补子宫、活化内脏，更能起到温和热补的效应。建议在坐月子期间，每餐都以黑麻油，并用小火爆香老生姜，再翻炒食材，随之炖煮，但是老生姜爆到金黄色即可（即生姜的两面皱起来），切不可爆到焦黑，以免引起上火症状。

要诀三：用挥发酒精的米酒炖煮餐点

传统习俗会使用米酒或酒酿烹调月子餐，这是因为古代饮用水无法消毒杀菌，只好使用米酒煮食，而米酒酒精成分高达20%，现代家庭就算经过高温煮食，也会残留酒精。根据研究，酒精成分会延缓产妇伤口愈合，也会通过奶水传输给宝宝，造成宝宝嗜睡、影响大脑发育，所以非常不适合产妇食用。

由于产后全身细胞呈现松弛状态，而孕期体内的水分比孕前增加1/3，这种生理性水肿会在产后代谢排出，所以建议一般饮用水不要一次喝太多，以免增加肾脏负担，水肿不易消除，也可能造成内脏下垂，进而形成水桶肚、水桶腰。

建议采用酒精完全挥发、保留米酒营养精华的月子餐专用汤头，直接用于煲汤、煮粥、煮饭，如此一来，既避免酒精带来的伤害，更可帮助产后妈妈补充能量、畅通气血，促进新陈代谢、加速身体复原。

根据体质科学调养

坐月子期间，"饮食调养"是非常重要的课题，但并非大量进补就是恰当的，产后进补不应局限于营养的补充，而是依照产妇的体质，选择适当的药膳与食材，才能让产妇迅速恢复生理机能。

只有找到适合自己的药膳与食材，才能真正达到"坐月子，养身子"的效果，而人的体质一般分为寒性体质、热性体质、中性体质三大类，寒性体质者肠胃较弱，适合温补，但要避免过于油腻的烹调方式，以免肠胃不适；热性体质者易上火，饮食要减少生姜、米酒的用量。以下为不同体质的食补要领：

寒性体质

1.体质特征：脸色苍白、容易疲倦，四肢容易冰冷，大便稀软，尿频量多、色淡，头晕无力，容易感冒，舌苔白，喜欢喝热饮。

2.食补要领：适合温补，促进血液循环，可以多吃苹果、草莓、樱桃、释迦等水果，烹饪方式应避免过于油腻，以免造成肠胃的不适。

热性体质

1.体质特征：脸红目赤，身体燥热，容易口渴及嘴破，舌苔黄、舌体赤红，易患便秘、痔疮，尿量少、色黄有臭味，容易长青春痘，心情易烦躁。

2.食补要领：减少酒、芝麻油、生姜的用量；不宜食用荔枝、桂圆、芒果等；平常可多吃橙子、草莓、葡萄等水果，以及丝瓜、莲藕、绿色蔬菜、豆腐等食物。

中性体质

1.体质特征：体质寒凉，不燥热、食欲正常、舌头红润、舌苔淡薄。

2.食补要领：饮食搭配较弹性，可以食补与药补交替食用。

坐月子要远离的食物

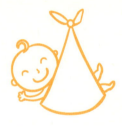

坐月子期间产妇一定要注意饮食，除了对母体的影响外，新生儿的主要营养来源来自于母乳。所以，这段时期一定要避免吃到一些对自身健康及婴儿生长都不利的食物。

五大产后饮食禁忌

1.产后忌滋补过量

分娩后产妇为了哺乳需要摄取充分的营养，但滋补过量容易导致肥胖，此外，营养过剩会使乳汁中的脂肪含量增加，即使婴儿肠胃能够吸收也容易造成肥胖，或者罹患扁平足这类的疾病；若婴儿消化能力较差，不能充分吸收，就会出现腹泻症状，导致营养不良。

2.产后忌马上节食

哺乳中的产妇不可节食，产后所增加的体重，主要为水分及脂肪，如果要哺乳，这些脂肪根本就不够，产妇还必须多补充含钙丰富的食物，每天最少要吸收12000千焦左右的热量。

3.产妇忌长期喝红糖水

红糖既能补血，又能供应热量，是很好的补益良品，但长期饮用其实对子宫复原不利，因为产后恶露逐渐减少，子宫收缩也逐渐恢复正常，如果长期饮用红糖水，红糖的活血作用会使恶露的血量增加，造成产妇继续失血。

4.产后忌喝高脂肪的浓汤

脂肪过量易影响食欲和体重，高脂肪也会增加乳汁的脂肪含量，使新生儿无法吸收而引起腹泻，因此，产妇宜喝些鱼汤、蔬菜汤等清淡营养的补汤，避免饮用高脂肪类的浓汤。

5.产后忌吃辛辣温燥食物

辛辣燥热的食物容易使产妇上火，出现口舌生疮、便秘或痔疮等症状，通过乳汁会使婴儿热感加重，因此产妇饮食宜清淡，也忌食生冷食物，以保护脾胃和预防牙齿松动。

特殊体质产妇的饮食禁忌

1.罹患高血压的产妇

口味不能太重，避免高盐、高胆固醇的食物，如动物内脏、牛肉、深海鱼类等食材。

2.患有糖尿病的产妇

宜少量多餐，需要摄取足够热量，但仍需控制淀粉与糖分的摄取量，减少单糖及双糖食物，少喝以水淀粉勾芡的浓汤与含酒精的料理。

3.患有甲状腺亢进的产妇

应避免燥热食物与酒类，且芝麻油、米酒、深海鱼类也不宜多吃，应使用不含碘的盐烹调。患有甲状腺功能亢进或糖尿病、高血压等疾病的产妇，更应深入了解调养方向以及食补要领。

月子期慎食食物

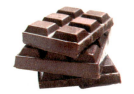

巧克力
巧克力所含的可可碱会渗入母乳内，被婴儿吸收并蓄积，久而久之会损伤神经系统和心脏，并使肌肉松弛、排尿量增加，导致婴儿消化不良、哭闹。

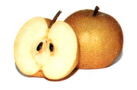

梨子
产妇需要一段很长的时间恢复身体，食用寒凉食物后易影响消化吸收功能，而此时婴儿仍然不能完全脱离母乳的喂养，母体若吸收营养不足也会影响其成长。

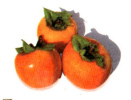

柿子
柿子性凉，产妇体质较弱，切忌食用寒凉食物，所以应当忌吃柿子。且柿子含单宁，易与铁质结合，妨碍人体对食物中铁质的吸收，产妇刚生产完，补血很重要，不宜吃柿子。

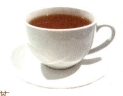

茶
茶中的鞣酸被胃黏膜吸收，会造成乳汁分泌障碍。此外，由于茶中咖啡碱的兴奋作用，产妇不能安然入眠，而乳汁中的咖啡碱进入婴儿体内，会使婴儿容易发生肠痉挛等类似症状。

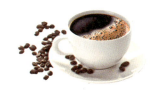

咖啡
咖啡对于需哺喂母乳的妈妈而言，因为含有咖啡因，会使中枢系统兴奋。在哺乳期间，咖啡因会通过乳汁到达婴儿体内，使婴儿精神过于兴奋，不能安睡，对宝宝的成长不利。

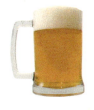

酒
产妇喝酒，酒精可进入乳汁，当婴儿吸吮母乳，同样会受影响。而母乳中含酒精会引起婴儿沉睡、深呼吸、触觉迟钝、多汗等现象，有损健康。再加上婴儿的肝脏解毒机能尚不健全。

产后忌吃

1. 过于寒凉、辛辣的食物。
2. 营养过于丰富的大补食物，比如人参、鹿茸等。
3. 刺激性较大的食物，如花椒。
4. 过硬、难以消化的食物，这会加重产后负担。

产后第一周饮食攻略

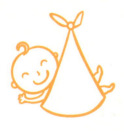

产后第一周产妇的肠胃还比较弱,最好少量多餐,不要吃过于油腻、辛辣刺激、冰冷及重咸的食物。

产后第一周的身体变化

乳房

宝宝结扎脐带后的半小时内,会被送到妈妈面前,小家伙毫不客气地噘起小嘴吸吮乳头。此情此景令妈妈既激动又惊喜,也可能会因为没有乳汁而尴尬。其实,这是很正常的现象,大约在产后第3天,新手妈妈才会有乳汁分泌。

子宫

顺利产下宝宝后,"子宫"也功成身退了,此时的子宫会慢慢地变小,逐日收缩。但要恢复到怀孕前的大小,至少要经过6周左右。

而剖宫产妈妈在生产完后,会在腹部的肚脐下方摸到一团硬球状,这是正常现象,通常会在7~10天就摸不到,而这硬球状就是子宫。产后的当天,子宫底会高于肚脐,之后就会每天下降1厘米,大概经过10天子宫就降到骨盆内。

恶露

刚生产完的妈妈会排出类似"月经"的东西(含有血液、少量胎膜及坏死的脱膜组织),这就是恶露。第1周是新手妈妈排恶露的关键期,起初为鲜红色,2天后转为淡红色,量也会慢慢减少。

消化系统

经过产后三餐的调养,新手妈妈的肠胃会舒服许多,但因产后疼痛,食欲可能会不太好。因此饮食还是要以清淡为主,适当进食谷类、水果、牛奶等,可改善食欲和消化系统功能,缓解疼痛和不适感,有助于循序渐进地恢复体力。

伤口与疼痛

自然生产的妈妈,虽然阵痛持续的时间比较长,也比较累,但子宫收缩和身体恢复的速度较快,大概只要3天身体就可以恢复正常。

剖宫产的妈妈要注意照顾好产后的伤口,在这周内还会隐隐作痛,下床走动或移动身体时都会有撕裂感。

剖宫产妈妈需注意

1.伤口护理需做好

剖宫产的妈妈历经分娩后,会留下大面积的伤口,产后第1周需格外重视伤口的护理,以免引起感染,造成身体的负担。由于要避免伤口感染的缘故,剖宫产妈妈若要洗澡,建议以擦澡为主。

2.可适当按摩子宫

妈妈们在经过辛苦的妊娠时期时，由于宝宝在母体内一天天茁壮成长，子宫也逐渐被撑大，分娩后，原先占据子宫的胎儿已产出，子宫被宝宝撑大的变形并不会一下子恢复，需借助适当的按摩才能让子宫恢复到平时的状态。

3.术后应慢慢活动

由于剖宫产妈妈身上有大面积伤口，产后第1周，伤口尚未完全恢复，妈妈在做任何动作时，应以不影响伤口为前提，严禁剧烈运动。

4.术后进食需节制

剖宫产妈妈因为有伤口，加上产后腹内压力突然减轻，造成腹肌松弛、肠子蠕动变慢，容易产生便秘。

因此剖宫产妈妈应以少量多餐为主，不可一下摄取过多，否则容易对身体造成负担。

产后第一周饮食调养重点

产后第一周的饮食调养重点，应在于排除恶露、促使伤口愈合及消除水肿。在这样的前提之下，妈妈们应避免摄取含咖啡因的饮料，如茶、咖啡之类，以免造成精神亢奋，进而影响休息。

产后第一周，因为体力尚未完全恢复，妈妈们很容易感到胃口不佳，前几天可以选择食用清淡易消化的流质、半流质食物，避免摄取过度油腻及坚硬、难消化的食物。产后3~5天，则可以选择适当的食物来补充丰富蛋白质，鸡肉、鱼肉、猪瘦肉、鸡蛋、豆腐及新鲜蔬果等都是不错的选择。

不仅可以补充元气，更可以加快身体复原的速度，并促进乳汁的分泌，不过有个大前提仍需注意，食物型态还是应以质软易消化为主，少量多餐为辅。

在食物的选择上，应采取丰富多样的均衡饮食，恶露排净前避免用酒，以免增长恢复时间；伤口若出现红肿热痛应禁用芝麻油，以免造成伤口久久无法愈合的情形产生。

黏滞食物因为消化较困难，吃多容易胀气、不舒服，妈妈们应避免食用，以免损伤肠胃，造成身体负担。

Tips 一日食谱这样吃

早餐	红绿豆养生粥
早点	杜仲饮
午餐	杏仁粥
	百合鲜蔬炒虾仁
	当归鲈鱼汤
午点	生化汤
晚餐	西红柿百合猪肝汤
	丁香炒川七
	排骨炖黄豆芽汤
晚点	哺乳茶

适合:产后第1周妈妈

麦芽粥

材料
白米 50 克
生麦芽 30 克
炒麦芽 30 克

调味
红糖适量

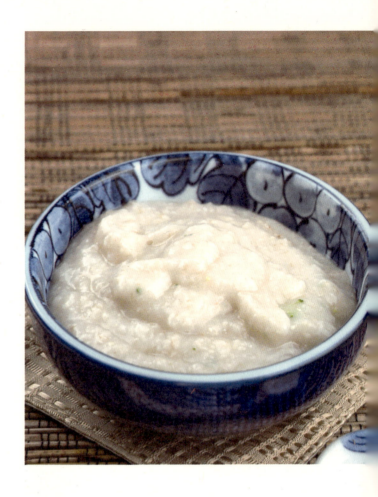

小常识
麦芽可以行气消食、健脾开胃、退乳消胀。如果产妇乳房胀痛或想断乳,可以多吃麦芽,因为它是退奶效果很强的食物。

做法

1. 将麦芽放入锅中,加入适量清水煎煮,取渣。
2. 锅置火上,放入麦芽汁和白米煮成粥,等粥熟时,加红糖调味即可。

适合：产后第 1 周妈妈

红绿豆养生粥

材料

红豆 100 克
绿豆 100 克
山楂 30 克
红枣 10 颗

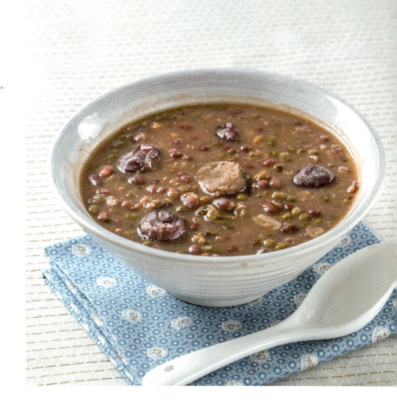

小常识

此豆粥不需加其他调味料，因为红枣可让粥品自然味道甜美，很适合产后身体虚弱而胃口不佳的产妇食用，可增加食欲。

做法

1. 将红、绿豆洗净，浸泡 12 小时。
2. 将山楂、红枣洗净。
3. 将所有食材放入锅中，加入适量水炖煮即可。

适合：产后第1周妈妈

西红柿百合猪肝汤

材料

猪肝60克
圣女果6个
百合5克
姜片10克

调味

米酒适量
胡椒粉适量
盐适量

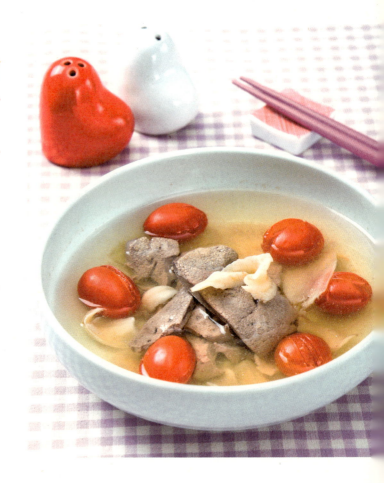

小常识

西红柿中的茄红素是一种抗氧化剂，有助于延缓老化；西红柿的纤维质含量高，可以预防女性乳癌。产后妈妈应多吃西红柿。

做法

1 猪肝洗净，切薄片；圣女果从中间划开。
2 锅中注入适量水烧开，放入姜片、百合和圣女果，再加盐调味，煮滚后放入猪肝、胡椒粉和米酒，煮熟即可。

适合：产后第 1 周妈妈

当归鲈鱼汤

材料

鲈鱼 1 条　　黄芪 20 克
当归 20 克　　生姜丝适量
枸杞 10 克

调味

盐适量
米酒适量

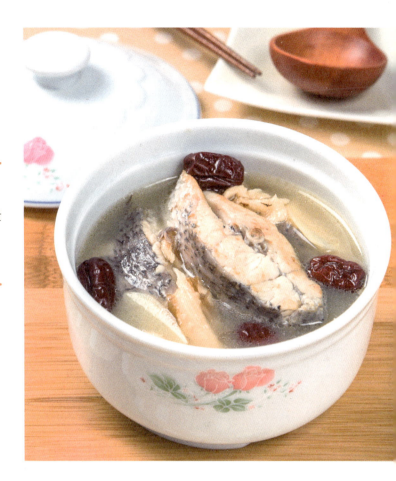

小常识

鲈鱼可治胎动不安、缺乳等症状，是一种既补身又不会造成营养过剩而导致肥胖的营养食物，更是健身补血、健脾益气的佳品。

做法

1. 当归洗净，切片；枸杞和黄芪洗净，沥干水。
2. 将当归、枸杞、黄芪和 600 毫升清水放入锅中，用大火煮至沸腾，再转小火炖煮 20 分钟。
3. 鲈鱼洗净，拭干水，在鱼背处横切一刀，将适量盐均匀抹在鱼身，鱼腹塞入少许生姜丝，腌 15 分钟。
4. 将鱼放入熬好的药汤中，倒入米酒，以大火煮滚后转小火炖煮 30 分钟，再加盐调味即可。

适合:产后第1周妈妈

海带鸡汤

材料

鸡1只
水发海带400克
葱花适量
姜片适量
花椒适量

调味

米酒适量
盐适量
胡椒粉适量

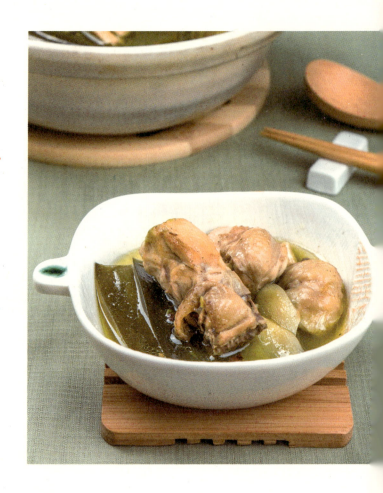

小常识

产妇多吃海带可以预防乳腺疾病、糖尿病和便秘等症状。海带不易煮软,如果是买干的海带,在烹调之前一定要先用水泡软。

做法

1. 将鸡洗净,剁成块状。
2. 海带洗净,备用。
3. 锅中倒入适量的水,放入鸡肉块,用大火煮滚,捞去浮沫,再加入葱花、姜片、花椒、胡椒粉、米酒跟海带,转中火炖至鸡肉软烂,最后加盐调味即可起锅。

适合:产后第1周妈妈

猪排炖黄豆芽汤

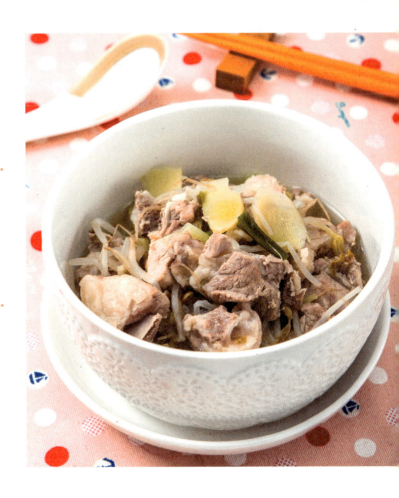

材料

猪排骨 200 克
黄豆芽 80 克
葱适量
生姜适量

调味

米酒适量
盐适量

小常识

容易患口角炎的妈妈，多吃些黄豆芽可以有效防治B族维生素缺乏症。一寸左右的黄豆芽养身效果较好。

做法

1. 猪排洗净、切段，放入滚水中汆烫。
2. 黄豆芽洗净。
3. 锅中加入清水，放入葱、生姜和黄豆芽，以大火煮至沸腾，再放入排骨和米酒，煮滚后盖上锅盖，转小火炖1小时，至排骨软烂后，加盐调味即可。

适合：产后第 1 周妈妈

生化汤

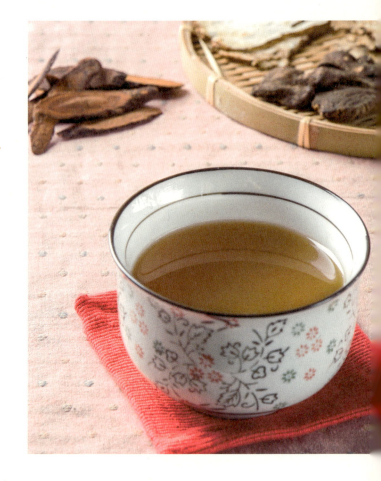

材料

炙甘草 10 克
川芎 10 克
当归 10 克
桃仁 10 克
炮姜 10 克

小常识

生化汤可以促进子宫收缩、安神、预防感染、祛淤血等作用，而且并非只有产后可以喝，平常喝可以减缓疼痛、治疗经痛。

做法

1 所有药材放在流动的水下冲洗 5 分钟。
2 将药材用纱布袋包起来，放入砂锅中炼 2 次药汁。
3 第一次将 3 碗炼成 1 碗，第二次将 2 碗炼成 1 碗，再将 2 碗合成 1 碗来喝。

适合:产后第 1 周妈妈

哺乳茶

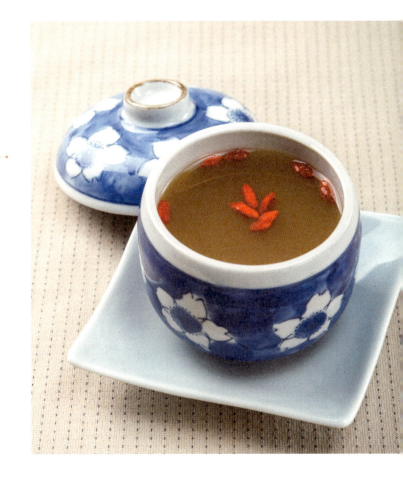

材料

王不留行 5 克
干木瓜 10 克
川芎 5 克
通草 5 克
当归 5 克
枸杞适量
红枣适量

小常识

王不留行可以帮助产妇增加乳汁分泌,还可防止乳房松弛下垂。

做法

1. 将王不留行、干木瓜、川芎、通草、当归、枸杞和红枣都放在流动的水下冲洗 5 分钟。
2. 将药材用纱布袋包起来,放入砂锅中,加水 1000 毫升炼到剩 500 毫升(约半小时)即可饮用。

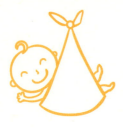

产后第二周饮食攻略

产后第2周,随着子宫入骨盆腔,促进肠胃功能恢复以及内脏复位、收缩为本周食补的重点,因为肠胃是气血之源,与营养吸收、内脏收缩密切相关。

产后第二周的身体变化

乳房

产后第2周是乳腺炎的好发时期,显著症状常有高烧、发寒,乳房红、热、肿、痛及充血等,并多半只有单侧乳房受感染。

妈妈们应该使用正确的方式挤奶,并用热敷保持乳腺畅通,防止乳腺管堵塞,演变为乳腺炎。部分妈妈认为奶水分泌过少,没有达到预期理想,可以通过饮食来帮忙催乳,青木瓜、猪蹄及猪腰等食物都是很好的催乳食材。

要催奶的话应避免食用人参、韭菜及麦芽糖等退奶食物,以免造成乳汁减少或抑制乳汁分泌。

子宫

在这个阶段,原先被胎宝宝撑大的子宫会逐渐变小,并且降到骨盆腔里,重量为400~600克。妈妈们可以搭配按摩,借助重复而规律的子宫按摩,让子宫收缩及恢复更加顺利,通常这个阶段在子宫下腹会有一个棒球大小的硬块,妈妈们可以顺时针方向来做按摩。

恶露

虽然恶露已经排净,产后身体处于多瘀的情况已获改善,但是大部分的妈妈们气血仍未恢复,体质上仍是偏虚的状态。

消化系统

肠胃的部分,虽然已逐渐在恢复,但还是无法和孕前的状态相比,妈妈们需要拥有足够的调养与休息,才能复原到平日的状态。

心情状态

产后第2周,妈妈们在情绪及身体方面都有明显好转,也逐渐适应产后的生活规律,整个情况都在好转中。

产后第二周生活调养重点

1.尽量不要走动,安心静养

进入产后第2周,产妇的身体得到一些恢复,可以进行轻微的活动,但还是应尽量避免走动。产后第3周之前,产妇的主要任务是哺乳和照料婴儿。

2.产妇睡眠

此时会分泌能够促进母乳分泌的激素,因此产妇应养成良好的睡眠习惯。当婴儿熟睡时也在旁休息或睡觉。

3.避免入水洗浴,只进行简单的淋浴

产后2周时,恶露减少,这时可以进行简单的淋浴。在此之前,不得入水

洗浴，只能使用温热的湿毛巾擦拭脸、手、手臂、腿等部位。在产后1周内应避免将头浸在水中洗头，即使想洗头也只能使用湿毛巾轻轻按摩头皮，淋浴之前，待水温下降至合适的温度以后再洗浴。一般情况下，产后4~6周开始可在家里的浴缸里洗浴。

4.暂时不能出门

一直躺在家里势必会感到郁闷。不过不能因此就早早地出门或逛街购物。即使感到神清气爽，但由于此时身体尚未完全恢复，所以应注意保养。

5.保持平静的心态，预防产后抑郁症

分娩以后，产妇会容易感到焦虑、忧郁和变得心不在焉，甚至会变得焦躁不安，这就是所谓的产后抑郁症。

引发产后抑郁症的主要原因是体内激素分泌的变化以及育儿给产妇造成的压力。大部分产妇都曾经有过这种症状，因此不必过于担心，所要做的就是努力保持平静。在产妇倾注母爱育婴的同时，应摆脱必须充分兼顾育婴和家务的心态。

产后第二周饮食调养重点

产后第二周，饮食重点在于恢复体力、温补气血、促进新陈代谢，饮食可适量补充高蛋白食物及新鲜蔬果，以加速身体复原及促进乳汁分泌，若伤口已复原，便能开始食用芝麻油及加酒料理。

在伤口复原方面，自然产妈妈因为会阴部伤口、剖宫产妈妈因为腹部伤口的疼痛，运动量常常不足，容易造成肠胃蠕动变慢，甚至演变为便秘。

蔬菜和水果富含维生素、矿物质和膳食纤维，可促进肠胃道功能的恢复，特别是可以预防便秘，所以此周妈妈们可以逐渐增加蔬菜及水果的分量。

另外，剖宫产妈妈在产后第2周，除了与自然产妈妈一样，注重收缩子宫与骨盆腔、腰骨复原、骨盆腔复旧，促进新陈代谢，预防腰酸背痛，还须注意伤口的复原与调养，才能顺利恢复到生产前的苗条身材。

产后第2周，妈妈们的身体仍然有些虚弱，应掌握以下几个饮食重点，不吃毒性食物、不吃高盐、不吃过量人工添加物食品、不吃太过冰冷或燥热的食物。

Tips

一日食谱这样吃

早餐	鸡肉山药粥
早点	生化汤
午餐	黑芝麻饭
	豆芽炒三丝
	麻油猪肝汤
午点	虱目鱼粥
晚餐	腐竹玉米猪肝粥
	花椰菜炒香菇
	益母草木耳汤
晚点	杜仲饮

适合：产后第 2 周妈妈
枸杞猪肝

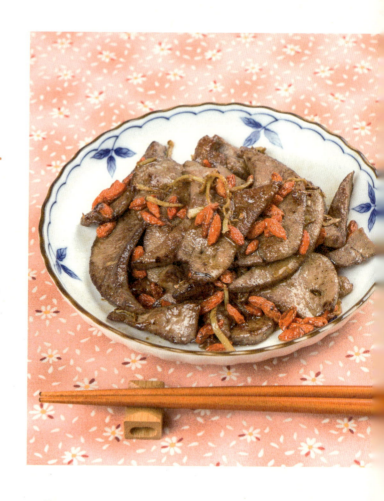

材料

猪肝 200 克
枸杞 2 克
姜丝 5 克
生粉 15 克

调味

食用油 5 毫升
酱油 30 毫升
白糖 5 克
米酒 15 毫升

小常识

枸杞的香甜味可以去掉猪肝的腥味，猪肝吃起来又软又嫩，是一道可以补充铁质的美味佳肴。

做法

1. 猪肝洗净、切厚片，均匀裹上一层生粉；枸杞洗净，泡水备用。
2. 取电锅的内锅，依序放入猪肝、枸杞、姜丝和所有调味料。
3. 将内锅放进电锅中，外锅加 60 毫升的水，按下开关，蒸至开关跳起后焖 5 分钟，再将蒸好的猪肝搅拌均匀，让猪肝均匀裹上酱汁即可。

适合：产后第 2 周妈妈

芥蓝炒虾仁

材料

芥蓝 100 克
虾仁 50 克
蒜片适量

调味

芝麻油适量
米酒适量
盐适量
食用油适量

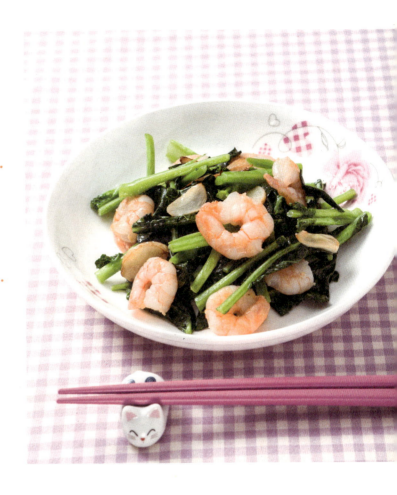

小常识

虾有丰富的蛋白质、矿物质，其中镁对心脏活动具有重要的调节作用，防止动脉硬化，有利于预防高血压及心肌梗塞。

做法

1. 芥蓝洗净、切段，焯烫；虾仁去肠泥，用米酒和盐腌一下，过油。
2. 热油锅，爆香蒜片，放入芥蓝翻炒，再放入虾仁、盐及米酒拌匀，起锅前加入芝麻油即可。

适合：产后第2周妈妈

蛤蜊豆腐培根汤

材料

蛤蜊 150 克
豆腐 100 克
培根 25 克
高汤适量
葱段适量
姜片适量

调味

白胡椒粉适量
盐适量

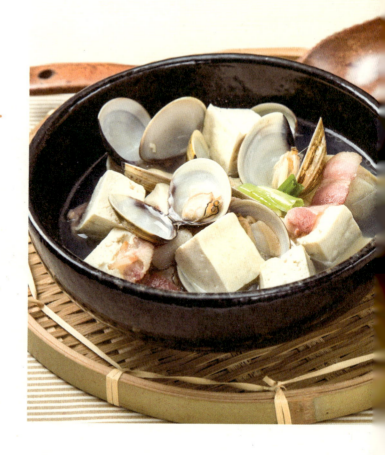

小常识

豆腐是高营养、低脂肪的食材，有"植物肉"之称，具有降低血脂、保护血管、预防心血管疾病的作用。

做法

1. 豆腐切小块，备用；培根切小块。
2. 蛤蜊用清水淘洗几次，放入清水静置2小时，吐沙备用。
3. 热锅，将培根放入锅中煸出香味，再放入葱段、姜片爆香。
4. 最后放入切块的豆腐煮滚，再放蛤蜊、盐、白胡椒粉和高汤，煮熟即可。

适合：产后第 2 周妈妈

花生猪蹄汤

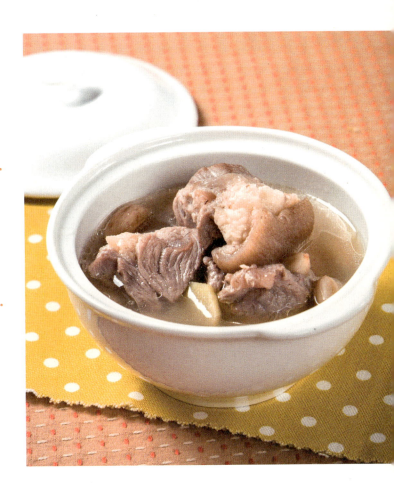

材料

猪蹄半只
生花生 50 克
葱段适量
生姜片适量

调味

芝麻油适量
米酒适量
盐适量

小常识

此汤品可益气补血，促进身体恢复，适合产妇产后催乳和蛋白质补充。手术者可加入苦茶油来拌炒材料，可不加米酒。

做法

1. 猪蹄切块，放入滚水，加盐汆烫备用。
2. 热一锅水，将猪蹄、葱段、生姜片、花生放入锅中，熬煮至汤汁快滚时加入米酒，盖上锅盖，焖煮约 90 分钟。
3. 将猪蹄炖至软烂，加盐调味，再滴上芝麻油即可。

适合：产后第 2 周妈妈

川七乌骨鸡汤

材料

乌骨鸡 1000 克
红枣 10 颗
陈皮 8 克
川七 15 克

调味

盐适量

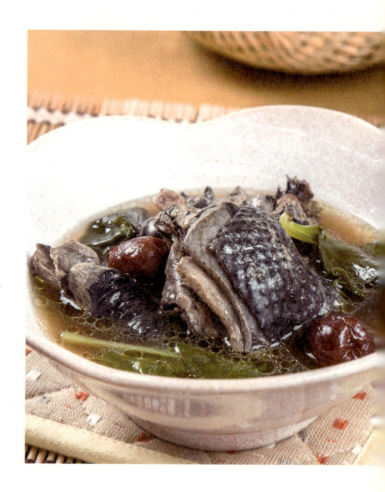

小常识

乌骨鸡含有完整性蛋白质以及维生素和各种矿物质，铁质含量较其他鸡肉高，可改善缺铁性贫血症，适合产后失血的妈妈用来补充营养。

做法

1 将乌骨鸡洗净，切块后氽烫，去除杂质备用。
2 将乌骨鸡块、红枣、陈皮放入锅中，加水炖煮。
3 放入川七，煮熟后加盐调味即可。

适合：产后第2周妈妈

青木瓜炖猪蹄

材料

猪蹄半只
青木瓜半个
生姜片适量
葱段适量

调味

盐适量

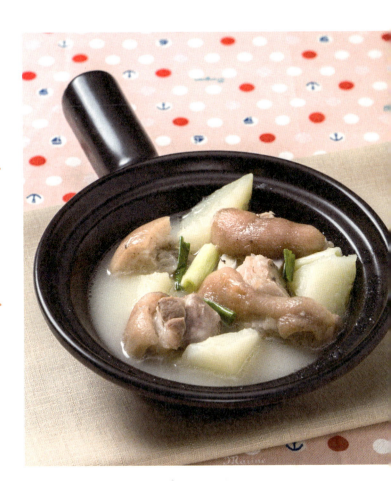

小常识

青木瓜含丰胸激素及维生素A，能使乳腺畅通，有效通乳，是常见的丰胸食物，还有健胃、助消化、滋补催奶的作用。

做法

1 猪蹄除毛洗净，氽烫后捞出备用。
2 青木瓜去皮，对半切开，去籽并切块备用。
3 滚水中放入猪蹄、生姜片，以大火煮滚，再转中火煲30分钟，接着放入青木瓜，再以小火煲30分钟，直至木瓜熟烂。
4 食用前，放入葱段和盐调味即可。

适合：产后第2周妈妈

薏仁莲子汤

材料

薏仁 200 克
莲子 150 克

调味

冰糖适量

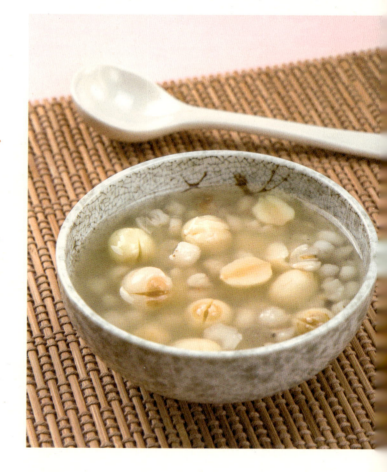

小常识

薏仁含有麦角醇，可促进子宫收缩，帮助恶露的排出，产后食用此汤品，可加速恢复新妈妈的元气。

做法

1 将薏仁、莲子洗净，泡水半日。
2 莲子放入水中煮至八分熟备用。
3 另起锅煮薏仁，水滚后放入煮好的莲子，以小火煮至沸腾。
4 水滚后加入适量冰糖，以中火焖煮至滚即可。

适合:产后第2周妈妈

黑豆蜜茶

材料

黑豆 50 克

调味

蜂蜜适量

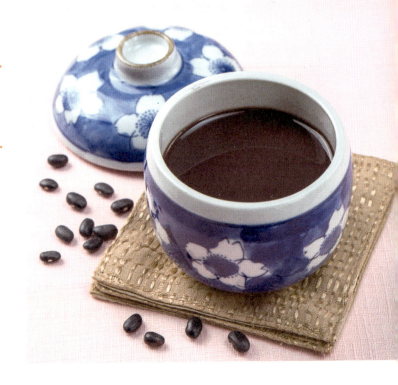

小常识

产妇多吃黑豆,可以增进食欲、促进肠胃消化;减轻身体水肿的现象。这一道黑豆蜜茶喝起来爽口,还能养颜美容、乌黑头发。

做法

1. 将黑豆泡水静置一晚备用。
2. 将黑豆放入锅中,加适量蜂蜜和水煮至沸腾,约煮45分钟,待颜色变深,关火并滤掉豆渣,冷却后放入冰箱冷藏,即可饮用。

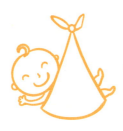

产后第三周饮食攻略

产后第3周,产妇已经逐步恢复,母乳品质也趋于稳定,只要调补得宜,气血顺畅,奶水就会源源不绝,因此本周的调补重点在于滋养泌乳、补充元气。

产后第三周的身体变化

身体器官

产后的妈妈们,历经了怀孕、产后阶段,妈妈们的器官功能、身体精神等,会和孕、产前有所不同,因此坐月子时,应根据妈妈们的各种症状,包含恶露质量、乳房状况、乳汁有无、身体水肿程度、伤口愈合、大小便情况、有无口干舌燥、是否腰酸等现象作为调养重点的依据。

恶露和消化系统

产后第3周,妈妈们经过产后第1周、第2周的精心照护与饮食调养,到了这一周,身体应该已经从虚弱状态逐渐恢复了,不止恶露已停止,肠胃功能也几乎恢复到从前。

身体酸痛

常因照顾宝宝导致休息不足或是手臂酸痛、腰部酸疼,这时候除了适度休养外,还需补充足够的营养。

调整体质时机

若是孕前曾出现手脚冰冷、头痛的情况,视情况予以调理,根据妈妈们的体质状况作调整,有时甚至可恢复到比孕前更好的状态。

心情状态

由于产后妈妈们的身心状态都与以往不同,加上新生命带来的许多崭新经验,掺杂着迎接新生命的喜悦及面对母亲身份的焦虑,以及面临宝宝照护上的大小问题,部分妈妈心情无法调适,可能会罹患上产后抑郁症。

这时候,另一半及周遭亲朋好友应给予足够的支持与关爱,并且观察妈妈们真正需要的帮助是什么,才能在正确时间给予对的帮助,达到"对症下药"的目标。

产后第三周生活调养重点

1.充分休息,同时尝试做简单的家务

产后3周,身体大部分已经恢复,对给婴儿洗澡和喂奶等也比较熟悉。但是不能因为身体的恢复,便开始从事繁重的劳动。

应避免特别长时间地站着或集中料理家务,这会使身体过于劳累,拖延产后的身体恢复速度。

深夜帮婴儿哺乳而导致睡眠不足时,最好在白天婴儿情绪稳定时躺在旁边睡1~2小时。

2.保持营养均衡,注意对铁质的

摄取

产后调理时多将裙带菜汤和米饭作为主要食物。虽然这两种食物对产后恢复有好处，但也应多费些心思，结合其他一些食物补养身体。最好制订特别的食谱，全面补充营养。分娩以后，骨骼和牙齿弱化，头发脱落严重。最好多准备和食用一些鱼、牛奶、乳酪之类富含钙和铁的食物。此外，还应准备富含蛋白质、水分的食谱以促进母乳分泌。

3.积极做产褥体操和凯格尔体操

分娩后常常因尿失禁而苦恼。尿失禁容易发生在分娩迟延或婴儿较大的情况下。

如果在产褥期持续做锻炼括约肌的凯格尔体操，可以预防尿失禁。凯格尔体操是针对产后妇女康复所设计的一种"骨盆底肌肉收缩运动"，主要是放松全身，然后集中全身的力量收紧肛门和阴道的肌肉。每天抽出时间做产褥体操，不仅对身体恢复有帮助，还能预防一些产后并发症。

产后第三周饮食调养重点

到了产后第3周，妈妈们基本上已经排净恶露，此时应停止继续饮用生化汤或红糖水，以免恶露淋漓不止。

若是此阶段的妈妈们想要滋补药膳，可选择十全大补汤来搭配饮用。十全大补汤含有四物、四君子、黄芪及桂枝等滋补药材，能够滋养气血，改善产后妈妈的虚弱及元气耗损，是此阶段药膳的好选择之一。

产后第3周，母乳品质已趋近稳定，宝宝的体重、身长也有明显地成长，这个阶段妈妈们把整副精神全部投注在宝宝身上，因此，促进乳汁的分泌便成了首要课题。

妈妈们可以选择蛋白质含量较高的食材作为滋补重点，包含猪蹄、鸡肉及鲜鱼等，这些食材都可以调养妈妈们在生产过程中耗损的精气。

为了宝宝能够健康成长，妈妈们在饮食的选择上应以不挑食为主，均匀地摄取各类营养素，才能在每日饮食中把宝宝所需营养摄取充足，通过哺乳的方式让宝宝吸收到充足养分。

另外，妈妈们需切记一点，决不可仗持产后调养，饮食便毫无节制，食用大量高热量、高糖分的食物，这样反而会造成身体的负担。食补应该依照产妇体质在菜单上予以调整，才能达到最大的功效。例如燥热体质的妈妈们，就必须舍去一些比较热补性的食材，如鸭肉、羊肉、桂圆、芝麻油等。

Tips

一日食谱这样吃

早餐	板栗核桃粥
早点	薏仁小米豆浆
午餐	红枣鸡丝饭
	西芹炒甜不辣
	木耳鸡汤
午点	杜仲饮
晚餐	麻油鸡饭
	姜丝拌海带
	花生猪蹄汤
晚点	红枣茶

适合：产后第 3 周妈妈

牛肉炒西蓝花

材料

牛里脊肉 80 克
培根 50 克
西蓝花 100 克
蒜末适量

调味

盐适量
食用油适量

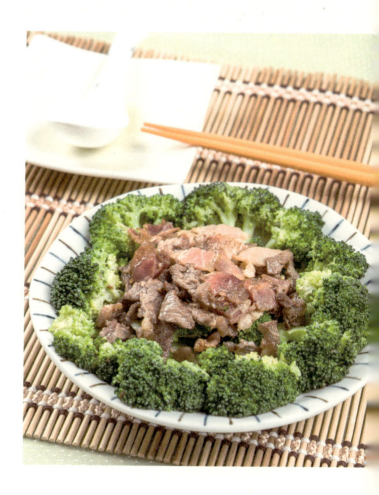

小常识

牛肉含有蛋白质、维生素A、B族维生素、铁、锌、钙、氨基酸等营养素，易被人体吸收，不仅能预防贫血，亦可提供细胞生长发育所需。

做法

1 西蓝花撕小朵后洗净，放入煮滚的盐水中汆烫。

2 牛肉洗净、切丝，炒熟后起锅备用；培根切约一指宽大小。

3 留锅底油，加入蒜末，再放培根煎至微焦，接着放入牛肉和西蓝花翻炒 1~2 分钟，再加少许盐调味即可。

适合：产后第 3 周妈妈

肉末茄子

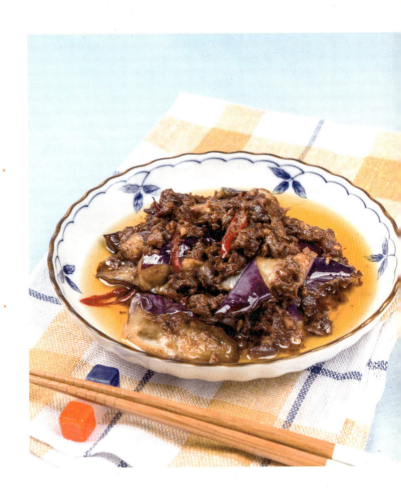

材料

茄子 150 克
肉末 50 克
辣椒 80 克
生姜末适量

调味

豆瓣酱 30 克
食用油适量
盐 15 克
米酒 15 毫升
白糖 15 克

小常识

茄子的紫色皮中含有丰富的维生素E和类黄酮等营养素，能防止微血管破裂出血，有预防坏血病及促进伤口愈合的功效。

做法

1 茄子洗净，切滚刀块；辣椒切末。
2 茄子过油，略炸 1 分钟。
3 另起油锅，放入辣椒、生姜末、肉末和所有调味料，炒出香味。
4 再放入茄子和适量水焖煮至熟即可。

适合：产后第 3 周妈妈

山药香菇鸡

材料

山药 300 克
胡萝卜 50 克
鸡腿 150 克
干香菇 30 克

调味

米酒适量
酱油适量
盐适量
白糖适量
食用油适量

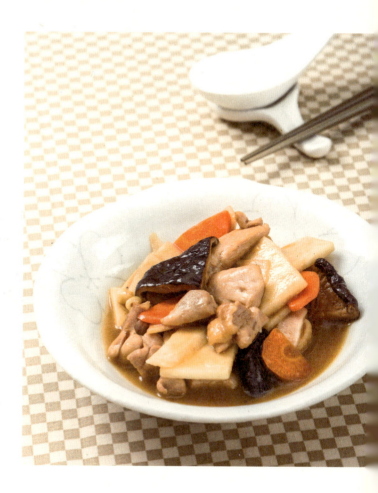

小常识

山药含有蛋白质、糖类、B族维生素、维生素C、维生素K、钾等营养素，具有健脾益胃、补精益气、缓解便秘之作用。

做法

1. 山药、胡萝卜洗净、去皮，切片；香菇泡软、去蒂，一开四；鸡腿洗净，剁成 2~3 厘米块状。
2. 起油锅，将鸡腿放入锅内，煎至表面焦黄，再放入香菇、山药、胡萝卜及米酒去除生味，再加入酱油、盐和白糖调味。
3. 煮约 10 分钟，等胡萝卜、山药煮熟，汤汁烧干时即可起锅。

适合：产后第3周妈妈

干贝香菇鸡汤

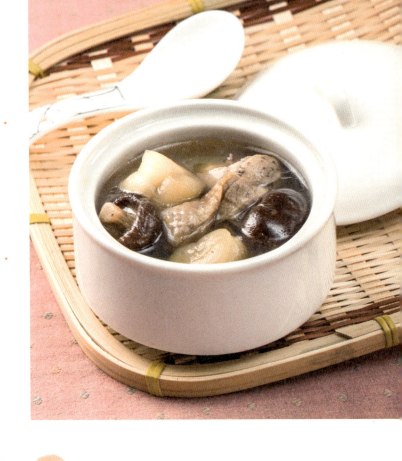

材料

鸡腿 150 克
干贝 20 克
香菇 30 克
姜片 10 克

调味

盐 10 克
米酒适量

小常识

香菇是低热量、高蛋白、高纤维食物，含有多种优质氨基酸、维生素。所含的香菇嘌呤，经摄取后会促进体内的胆固醇排泄。

做法

1. 鸡腿汆烫去血水；香菇泡水；干贝泡入加有米酒的水中。
2. 起一锅水，加入干贝及浸泡的酒水、香菇、鸡腿块、姜片，煮至沸腾。
3. 转小火熬煮 20 分钟，最后放入盐搅拌均匀，即可起锅食用。

适合：产后第3周妈妈

茭白鲈鱼汤

材料

鲈鱼半条
茭白 200 克
西红柿 100 克
木耳 50 克
葱段适量
姜片适量

调味

米酒适量
盐适量
食用油适量

小常识

鲈鱼所含的蛋白质质优、齐全、容易消化吸收，可健脾利湿、和中开胃，是一种既补身又不会造成营养过剩而导致肥胖的营养食材。

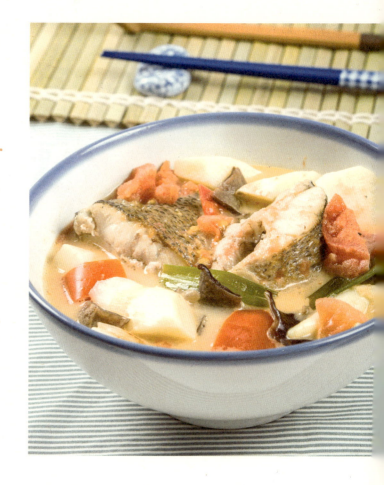

做法

1. 鲈鱼洗净，擦干鱼身水分；茭白去皮，切滚刀块；西红柿、木耳洗净，切块。
2. 热油锅，将鲈鱼煎至两面金黄，放入葱段、姜片炒香，再放茭白、西红柿、木耳拌炒。
3. 倒入水，转大火煮成鱼汤，再慢炖15分钟，起锅前加入米酒、盐调味即可。

适合：产后第 3 周妈妈

滋补人参鸡汤

材料

山鸡块 350 克
红枣 20 克
姜片 15 克
人参片 10 克
黄芪 10 克

调味

盐少许
鸡粉少许
料酒 7 毫升

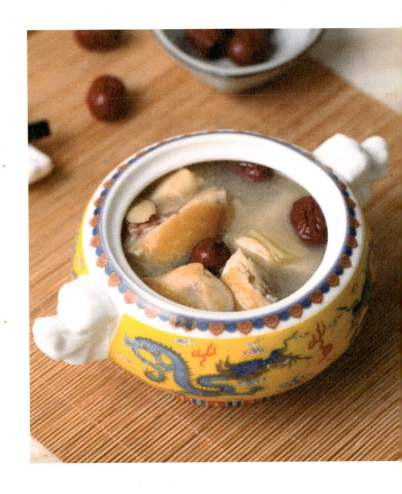

小常识

山鸡的滋补效果很好，是一种高蛋白、低脂肪的食品，富含锗、硒、锌、铁、钙等人体所需的营养元素，对产后体虚有较好的食疗效果。

做法

1. 锅中注水烧热，倒入山鸡块，汆去血水，捞出，沥干水分，待用。
2. 砂锅注水烧开，倒入山鸡块、姜片，放入洗净的红枣、人参片、黄芪、料酒。
3. 盖上盖，煮沸后用小火煮约 60 分钟，至食材熟透。
4. 揭盖，加入少许盐、鸡粉，拌匀，转中火煮一会儿，至汤汁入味。
5. 关火后盛出煮好的鸡汤，装入汤碗中即可。

适合：产后第3周妈妈

银耳莲子汤

材料

银耳 100 克
莲子 60 克
枸杞适量

调味

盐适量
冰糖适量

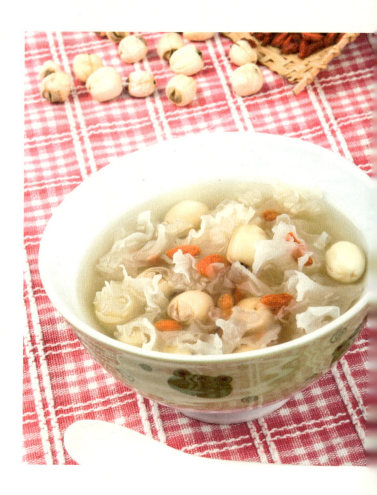

小常识

银耳莲子汤热量低又养生，是一道能帮助产妇养颜美容的圣品。且莲子可促进凝血，维持神经传导性，具有安神养心作用。

做法

1. 银耳泡盐水 30 分钟；莲子泡水半日，备用。
2. 将泡好的银耳用少许盐搓揉并洗净，切成小朵状，去蒂头备用。
3. 将银耳、冰糖和适量水放入锅中，盖上锅盖，煮至蒸气冒出，再转中火续煮 10 分钟，随即关火。
4. 另起锅，将泡过水的莲子放入锅中，加水淹过莲子，放少许盐加速软化，最后将两锅同煮，放入枸杞和冰糖，煮至沸腾即可。

适合:产后第 3 周妈妈

薏仁小米豆浆

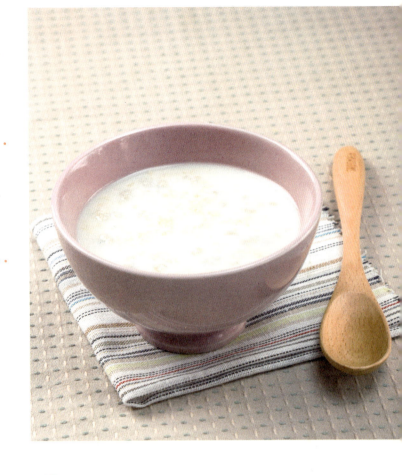

材料

薏仁 20 克
小米 20 克
黄豆适量

调味

蜂蜜 5 克

小常识

此饮品能驱除烦躁、养颜美容和防止脱发。而豆浆又被誉为"植物性牛奶",其中的氨基酸成分比较接近完全蛋白质,属于优质蛋白质。

做法

1 薏仁洗净,泡水一夜;小米洗净,泡水 2 小时。
2 将薏仁、小米、黄豆放入果汁机中搅打成汁。
3 煮滚后放凉,再依个人喜好添加适量蜂蜜,口感会更加香甜滑顺。

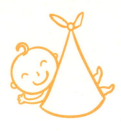

产后第四周饮食攻略

产后第4周,这是产妇即将迈向正常生活的过渡期,妈妈的体力、肠胃和精神都已逐渐恢复,此时千万不能松懈,更应该严格遵守坐月子的饮食和休养原则。

产后第四周的身体变化

乳房

妈妈们的乳汁分泌已经增多,容易患上急性乳腺炎,因此需要密切观察乳房情况。若是真有乳腺炎,一定要保持情绪稳定,定时给宝宝哺乳,尽量维持乳汁的畅通。

子宫

这一周,妈妈们的身体仍然存在小幅度的变化。虽然没有强烈感受,但子宫的体积、功能仍在恢复中,子宫颈会在这个阶段恢复到正常的大小,随着子宫逐渐恢复,新的内膜也正在逐渐生长中。若是到了此时期仍有出血情况,应尽快咨询医生。

身体状态

产后第四周虽是月子周期的末尾,但很多事项仍须注意,才能让妈妈们的身材恢复得更好。中医又称产后第四周为"回春周",这一周的调养重点在于滋补养身、预防老化,以均衡饮食的角度来做调养。

妈妈们在这周应该继续坚持产褥体操的练习,才能让子宫、腹肌、阴道及盆底肌恢复得更好、更快速。

回诊检查

这个时期,若要和宝宝一起去医院进行健康检查,可以适当地出门,外出时最好不要穿高跟鞋,并且得注意宝宝哺乳的时间。虽说可以出门,还是有两大要点须遵守,第一、不宜出远门;第二、不宜带宝宝到人多的地方去。

心情状态

妈妈们与宝宝在哺乳过程中,感情大为增进、越来越深厚,加上身体恢复得不错,整体而言,心情是开朗而喜悦的。

产后第四周生活调养重点

1.产后发热的预防措施

产褥期间,产妇出现发热持续不退或突然高热寒颤,并伴有其他症状的,即为产后发热。如果经过抗菌治疗后仍然无效,则应当注意是否有其他并发症,要及时就医,以便确诊并接受对症治疗。分娩时尽量保持无菌环境,避免产道损伤及产后出血;有损伤的要及时缝合。居室内空气要清新,但要注意保暖,避免风邪。

2.可以进行盆浴

在恶露完全消失,身体恢复情况正

常的时候再开始盆浴，这样比较安全。因此，产妇在产后4周后开始盆浴比较适当。

3.可以恢复日常生活和就近散心

产后第4周，基本上全身各个部位逐渐恢复正常。由于身体的康复，即使产后抑郁症较严重的产妇，也能逐渐熟悉育儿流程并开始做家务，心态也趋于平静。如果身体的恢复比较顺利，可以努力调整到怀孕前的生活。天气晴朗的时候，可以去附近散心或购物，转换心情。

4.可以手洗衣服

产后的第4周时，是身体逐渐恢复的时期，可以做一些如手洗衣服、洗拖把等简单的家务，但应避免双手长时间浸泡在冷水中。

产后第四周饮食调养重点

产后第四周，妈妈们应该开始着重体力的恢复，这个时期可以选择温补性的食物来作为饮食的安排。

若刚好在冬天，可以选择像是羊肉、鲜鱼以及猪蹄等滋养气血的温补食物，尤其是鲜鱼，做成鱼汤除了可以补充妈妈们的能量，还可以帮忙催乳。

虽然这个时期可以摄取一些滋补养身的料理，但是要减少油脂的摄入，以免造成身体负担，无法恢复产前的轻盈身材。

简单的几个小秘诀，便能避免摄入多余油脂，例如在食用麻油鸡汤时，将浮油撇去或鸡肉去皮再吃、以汤取代部分麻油鸡等，这些方式不但可以摄取足够的蛋白质，还可以减少脂肪的摄取。

另外，在饮食方面可以适时安排药膳煲汤，但是有几点需要注意，在料理药膳煲汤前，必须了解药材特性。寒、热、温、凉的特性各不相同。因此，若对药材不甚熟悉，最好选择没有强烈药效的枸杞、当归等一般药材。

妈妈们无论是否需要哺乳，对于这时期的饮食调理都不应该掉以轻心，这一周是产后恢复的关键时期，身体各个器官正逐渐恢复到产前的状态，开始有效率而积极地运作着，这时候需要更多的营养来帮助运转，才能让妈妈们尽快恢复元气，回到产前的良好状态。

Tips

一日食谱这样吃

早餐	莲子饭
早点	薏仁小米豆浆
午餐	山药花生粥
	竹笋炒肉丝
	猪蹄通草汤
午点	核桃蜂蜜牛奶
晚餐	南瓜炒米粉
	杜仲黑豆炖排骨
	白果桂花羹
晚点	花椒红糖饮

适合：产后第4周妈妈

冬菇煨鸡

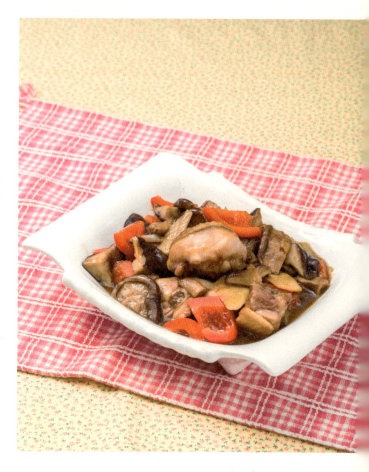

材料

土鸡 500 克　　生姜片适量
鲜冬菇 100 克　蒜苗段适量
甜椒 20 克

调味

白糖适量
蚝油适量
酱油适量
生粉适量
食用油适量

小常识

鸡肉拥有"一高三低"的特性：高蛋白质、低热量、低胆固醇、低脂肪，更含丰富维生素、矿物质，很适合妈妈食用。

做法

1 鲜冬菇洗净，一开四；土鸡切块，再加少许酱油和生粉腌一下；甜椒去白膜。

2 热油锅，放入鸡肉块煎至表皮焦黄，再放入冬菇、生姜片、蒜苗段、白糖、蚝油、酱油和适量水，转小火煨至鸡肉入味，再放甜椒块即可。

适合：产后第 4 周妈妈

紫菜蛋卷

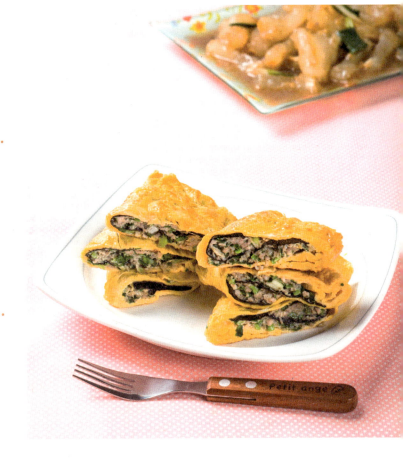

材料

猪绞肉 300 克
鸡蛋 6 个
韭菜末 50 克
紫菜 2 张
葱末适量
姜末适量

调味

盐适量
米酒适量
芝麻油适量
胡椒粉适量食
用油适量

小常识

紫菜含碘量高，可用于预防因缺碘引起的甲状腺肿大。另外还富含胆碱、钙、铁，有助于预防贫血、促进骨骼生长和强健牙齿。

做法

1. 起油锅，将 2 个鸡蛋打散，倒入蛋液摊成 2 张蛋皮，待凉；剩余的鸡蛋打散，备用。
2. 将猪绞肉放入碗内，放入盐、米酒、芝麻油、胡椒粉、韭菜末、葱末、姜末和蛋液搅拌均匀备用。
3. 把猪肉韭菜馅铺在蛋皮上抹平，上面放 1 张紫菜，再放一层馅料抹平，依此制成蛋卷后放入盘中，隔水蒸 30 分钟至熟透，取出切片即可。

适合:产后第 4 周妈妈

山药酥

材料

山药 250 克
黑芝麻 20 克

调味

白糖适量
食用油适量

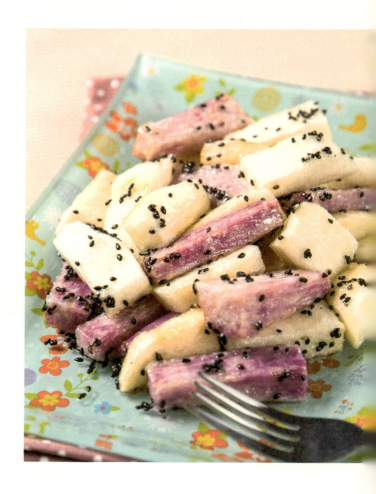

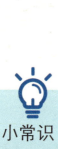

小常识

山药是补益性药膳食材,能促进血液循环、帮助消化、止咳化痰,但食用时不宜过量,以免造成子宫内膜增生。

做法

1 山药去皮、切长条,撒上生粉,放入油锅中炸至外硬内软,浮起后捞出备用。
2 将黑芝麻放入锅中炒香。
3 热油锅,放入白糖,加适量水至糖溶化,炒至糖汁呈金黄色。
4 放入山药不停翻炒,使其包上糖衣。
5 起锅后,趁糖衣未凝固时,撒上炒香的黑芝麻即可。

适合：产后第4周妈妈

枸杞鸡丁

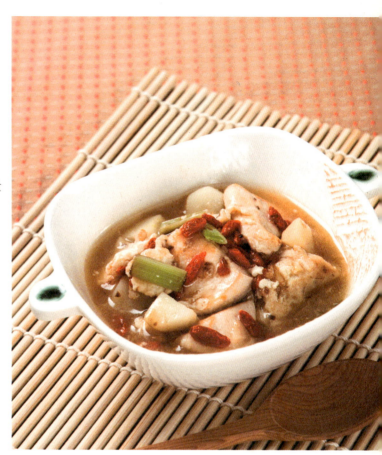

材料

鸡胸肉 100 克　生姜末适量
马蹄 30 克　　　蒜末适量
枸杞 10 克
蛋白适量
葱段适量

调味

生粉适量
盐适量
水淀粉适量
食用油适量

小常识

枸杞含有枸杞多糖、蛋白质、游离氨基酸、牛磺酸、B族维生素、维生素E、钠、钙、镁、铁等多种营养，非常适合产后妈妈食用。

做法

1. 鸡胸肉洗净、切丁，放入盐、蛋白及生粉搅拌均匀。
2. 枸杞洗净；马蹄去皮，洗净、切丁。
3. 热油锅，爆香葱段、生姜末、蒜末，放入腌好的鸡丁、马蹄、盐和适量的水，快速拌炒后，再放枸杞拌炒，最后以水淀粉勾芡即可。

适合：产后第4周妈妈

参芪四物汤

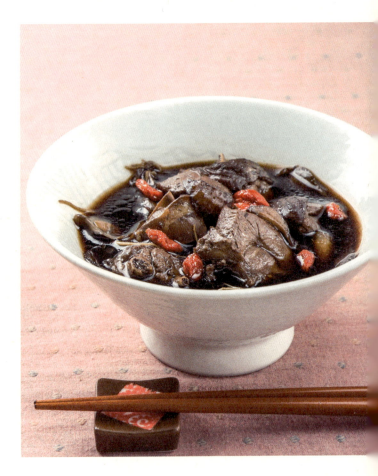

材料

- 鸡 1 只
- 人参 5 克
- 黄芪 3 片
- 当归 15 克
- 熟地黄 15 克
- 白芍 15 克
- 川芎 10 克
- 桂枝少许
- 枸杞适量

调味

盐适量

小常识

四物的成分有当归、川芎、白芍等中药，有补血、行血、活血的作用，可使产妇脸色红润、肌肤光滑，产后服用能达到补血的功效。

做法

1. 将鸡洗净、切块，汆烫后捞出；将桂枝用纱布袋包好。
2. 锅中加水，放入鸡、人参、黄芪、当归、熟地黄、白芍、川芎、枸杞、桂枝包，以大火煮滚后，再转小火煮2个小时。
3. 最后加盐调味即可食用。

适合:产后第4周妈妈

何首乌骨鸡汤

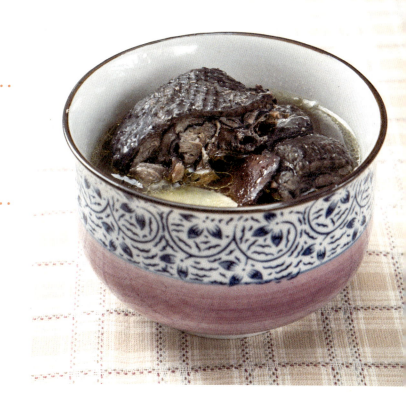

材料
何首乌6克
乌骨鸡1/4只
姜片适量

调味
盐适量
米酒适量

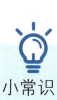

小常识
此道汤品可以增强产妇气血、增加元气,帮助恢复身体能量。产后妈妈应该要加强补气血,才能有助加速子宫修复、防老化和防掉发。

做法
1. 将何首乌放入塑胶袋中,敲成小块备用。
2. 将乌骨鸡块洗净,汆烫,再放入砂锅中,加入姜片、何首乌与米酒,煮滚后盖上锅盖。
3. 以小火炖煮45分钟,再加盐调味即可。

适合：产后第 4 周妈妈

红枣百合银耳汤

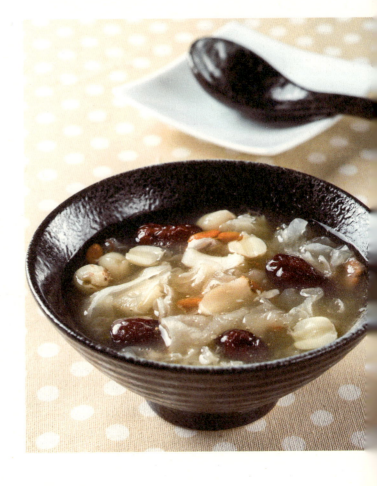

材料

银耳 20 克　莲子适量
红枣适量　　枸杞适量
百合适量

调味

冰糖适量

小常识

鲜百合颜色较白，洗净之后就能煮了。干百合保存时间较长，颜色偏黄，煮之前要用水泡软，较容易煮透，吃起来也比较没有苦味。

做法

1. 银耳放在冷水中泡软，取出撕成小片；百合洗净，剥片；枸杞泡水 5 分钟，捞出沥干；红枣、莲子洗净备用。
2. 砂锅中加水，依序放入银耳、红枣、莲子、百合、枸杞。
3. 煲 1 小时，再放入冰糖，直到汤汁黏稠，银耳透明即可。

适合：产后第 4 周妈妈

山药桂圆汤

材料

山药 150 克
桂圆肉适量

调味

冰糖适量

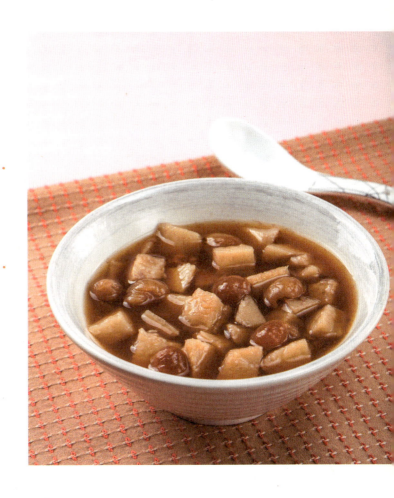

小常识

桂圆的营养成分非一般水果可比，是一种具有镇定、滋补功能的药材，能帮助产妇补充营养、活血安神，还能抗衰老。

做法

1. 桂圆肉用少许水浸泡；山药洗净，去皮、切块。
2. 将山药块放入水中煮熟，再放入桂圆肉及适量冰糖拌匀，约煮 3 分钟即可。

适合：产后第4周妈妈

花椒
红糖饮

材料

花椒10克

调味

红糖30克

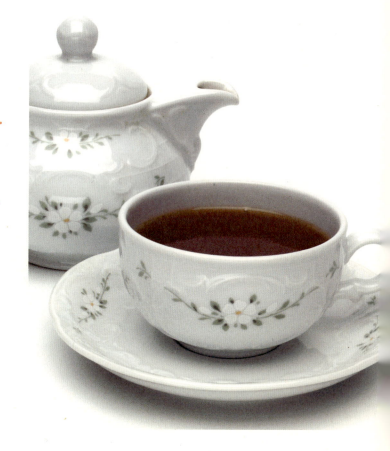

小常识

红糖可祛风散寒、补血，具有活血化瘀和镇痛作用，能健脾暖胃、化食利尿、排出恶露，并可治腰酸腹痛。

做法

1 花椒清洗干净，沥干水分。
2 锅中注入400毫升水，用中火烧热，放入花椒，转小火炖煮，再放入红糖拌匀即可。

适合：产后第 4 周妈妈

八宝粥

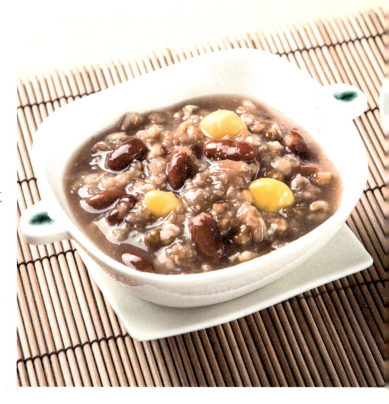

○ 材料 ·············

燕麦 40 克　花生 40 克
绿豆 40 克　白果 40 克
花豆 40 克　糙米 40 克
麦片 40 克　糯米 15 克
红豆 40 克　桂圆干 50 克

○ 调味 ·············

黑糖 60 克

小常识

市售罐装八宝粥多添加有防腐剂及其他物质，不如亲手制作甜甜的八宝粥，让自己既安心又健康。

做法

1. 将绿豆、花豆、红豆、花生、糙米、糯米泡水一晚，取出沥干；燕麦、麦片洗净备用。
2. 将桂圆干以外的全部食材放入锅中，加水淹过材料，用中小火煮滚，再将浮沫捞起。
3. 盖上锅盖，转小火炖煮约半小时，放入桂圆干及黑糖，要不停翻搅以免粘锅，约煮 15 分钟即可。

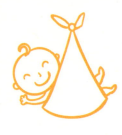

产后不适症饮食攻略

坐月子期间,产妇会出现很多产前没有的症状,这时可以通过正确的饮食方式来改善症状。其中尤其是乳房肿胀的问题好困扰,让我们针对这问题做详细介绍。

产后乳房胀痛怎么办?

产后2~3天有些产妇会出现乳房胀痛,甚至疼痛难忍的现象。这是因为产后乳房大量泌乳,乳房的血管和淋巴管同时扩张,此时如果乳管淤塞不通,造成乳汁充盈郁积成块,宝宝吸不出奶,乳汁持续淤积,就会引起乳房胀痛。根据乳汁淤积的程度,分成四级,其治疗方法也不同:

属正常范围

有暂时性的轻度胀满感,经宝宝吸吮或用手挤,乳汁容易排出,待排出后,胀痛立即缓解。

乳汁充盈

乳房胀痛可触及硬结,用吸乳器吸取,或让宝宝吸吮可逐渐缓解。

乳房淤积

乳房严重膨胀,有硬块,疼痛严重,皮肤出现水肿,失去弹性且表面发热,乳头低平,宝宝用力吸吮水肿的乳头时容易破皮,此种状况应求助医生治疗。

乳房淤积且乳管阻塞

因乳房组织明显水肿,乳管不通畅,乳汁排出受阻,导致肿胀加重,皮肤出现充血、水肿、发硬、发热,严重者可见紫红色的瘀斑,此时应该停止哺乳,立即求医,若能及时治疗,可在2日内逐渐平复。

产后乳房护理可用湿热毛巾热敷局部,轻轻从乳房的四周向乳头方向按摩,可分成四步骤来进行按摩:

第一步:一手扶于乳房下侧面,另一手按在乳房上缘向外侧旋转压按,并向乳头方向拨动,目的在疏松乳腺管筋膜。

第二步:将双手捧住乳房,从乳根部向外上方提拨;再以一手捏住乳房根部做上下左右的抖动,重复数次。

第三步:一手以虎口轻压乳房,露出乳头,绕着乳房均匀施力,以疏通乳腺管。

第四步:以食指、中指和大拇指在乳头做上下左右旋转按压数次。

产后乳房护理主要目的是使乳腺管内的奶水集中于乳头,方便宝宝吸吮。如果宝宝吸吮力不足,可用吸乳器吸出或通过按摩使乳汁排出;也可搭配药膳通乳散结;怀疑有感染时,可用抗生素。绝对不能因为疼痛就拒绝吸乳或按摩,这会导致乳汁不能排出,淤积加重,引发乳腺炎。

乳头破裂如何预防?

初期哺乳常会发生乳头破裂的状况，又因为宝宝反复吸吮，破裂的皮肤不易愈合，容易造成细菌感染形成乳腺炎。预防乳头破裂，要从孕期做起，一般在妊娠5个月左右，每日擦洗乳头，并涂抹适量橄榄油，不只能保持乳头的清洁，主要是要使乳头经锻炼变得结实，以免哺乳时破裂。

喂奶时，乳头虽未破裂，但已经开始疼痛，此时就要暂停哺乳，利用吸奶器将乳汁吸出进行哺喂；如果乳头已经破裂，就要及时接受治疗，千万不要把乳头破裂当成小事，而延误治疗。

乳腺炎的症状有哪些?

乳腺炎刚发作时，患者会突然发冷、打颤，同时又会发热，甚至发高烧、发炎，局部和整个乳房有刺痛及抽痛感，而且乳量明显减少，乳房皮肤泛红，整个乳房可能肿大。由于乳房发炎造成阻塞，乳汁排出困难，因而形成硬块，严重时还会化脓，就算经过治疗，以后还是可能会影响乳汁的分泌。

如何防止异物进入乳腺管内?

产妇于产后少乳或缺乳，除了本身患有内分泌系统疾病或乳腺发育不良外，不少人是因为胸罩、内衣里的纤维进入乳腺管内，堵塞乳腺管所致。

根据研究，百位产妇在产后发生少乳或缺乳现象，有80%是因异物进入乳房的乳腺管内。从产妇的乳汁中分析发现，乳汁中混有一种萤状微粒，原来是极细的羊毛、化纤和棉织品的纤维。为了防止乳腺阻塞造成缺乳，产妇不要穿贴身或在胸罩外直接套化纤织物及羊毛类内衣；胸罩要采用柔软透气的全棉织品，最好垫上纱布，用于防尘。此外，胸罩应勤于换洗，特别注意不要和其他衣服混在一起洗涤。

剖宫产妈妈泌乳量少怎么办?

妇产科医生使用的麻醉药不会造成乳汁的变异，所以剖宫产的妈妈是可以立即哺乳的。而妈妈泌乳减少的原因，主要是宝宝吸吮的刺激不足、哺乳次数不足或过早添加配方奶，可配合食补或按摩进行催奶。首先起居要安排得当，不要过度劳累，睡眠应充足，且饮食要营养均衡，多喝些鸡汤、鱼汤、排骨汤或猪蹄汤。如果奶量不足，宝宝必须人工喂养，妈妈也不用太过担心，因为人工喂养的宝宝也能健康长大。

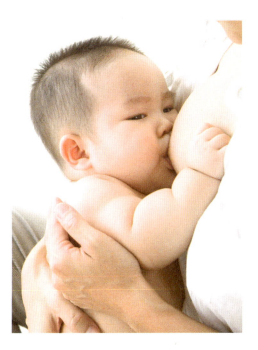

适合：乳腺阻塞的妈妈

归芪鸡汤

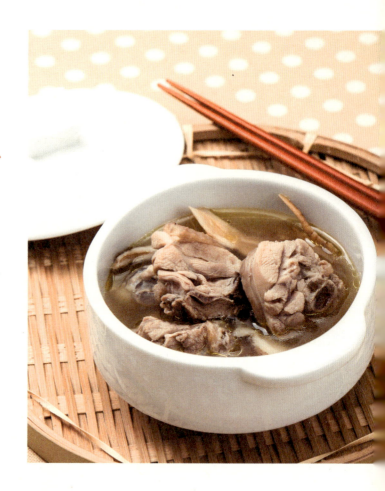

材料

鸡肉 250 克
当归 10 克
黄芪适量

调味

盐适量
米酒适量
绍兴酒适量

小常识

当归的挥发油为油溶性的，可使子宫平滑肌弛缓，具有安胎作用；生物碱为水溶性物，具有收缩子宫的作用，可帮助产后排出恶露。

做法

1. 当归、黄芪洗净。
2. 将鸡肉氽烫，加少许绍兴酒去腥后捞出。
3. 把鸡肉放入砂锅中，加入黄芪、当归、米酒、盐和水，转小火炖煮 45 分钟至软烂，起锅前再试一下味道即可。

适合：掉发严重的妈妈

山药芝麻糊

材料

山药 35 克
黑芝麻 10 克
鲜牛奶 140 毫升
米粉 10 克

调味

冰糖 20 克

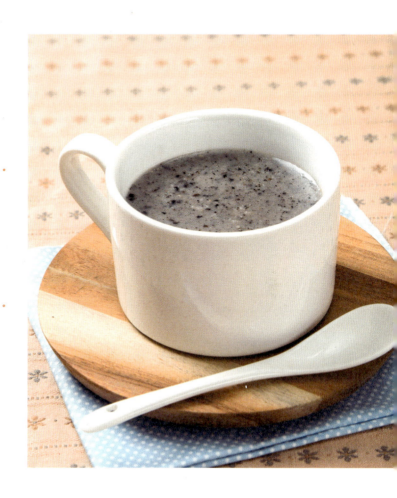

小常识

黑芝麻富含脂肪、蛋白质、糖类、维生素A、维生素E和钙等营养元素，可以促进新陈代谢。产后妈妈可以多吃黑芝麻，以补充营养。

做法

1 山药去皮、洗净，切成小块后磨成泥。
2 黑芝麻磨碎。
3 锅中放入冰糖和水，冰糖溶化后将山药、黑芝麻、米粉慢慢倒入锅内，转小火，加入牛奶，不断搅拌成糊，煮熟即可。

适合：产后身体酸痛的妈妈

冬瓜鲈鱼汤

材料

鲈鱼半条
冬瓜 50 克
蒜片适量
姜丝适量

调味

盐适量
芝麻油适量
食用油适量

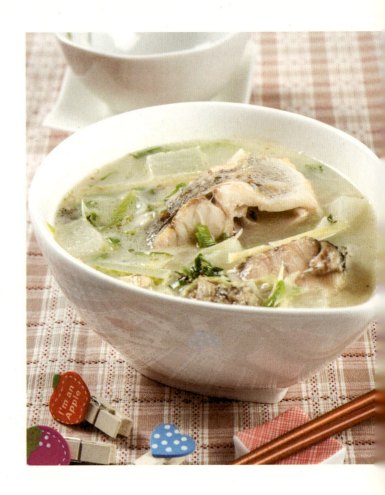

小常识

现代科学认为，适当地吃冬瓜，对产妇有减肥和消肿的功效，还能提高奶水品质。

做法

1. 鲈鱼去鳞、鳃、内脏，洗净；冬瓜去皮，切块。
2. 热油锅，将鲈鱼稍煎一下，推至锅边，爆香蒜片、姜丝，加入适量水，煮滚后放入冬瓜，煮至鱼熟烂，最后放入盐、芝麻油即可。

适合：排便不顺的妈妈

糖醋藕片

材料

莲藕 250 克
姜末适量

调味

白糖适量
白醋适量
水淀粉适量
食用油适量

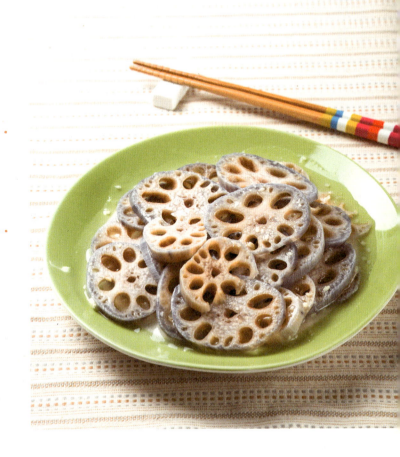

小常识

莲藕除了能帮助排便，还有通乳补血与镇静作用，产妇常吃可安定身心，预防抑郁。

做法

1. 莲藕洗净、切片，焯烫。
2. 热油锅，爆香姜末，加白糖、白醋和适量水，再放入莲藕片拌炒，最后加水淀粉勾芡即可。

适合：产后出现贫血的妈妈

木耳鸡汤

材料

乌骨鸡 1/4 只
桂圆 30 克
木耳 50 克
红枣 10 颗
生姜片适量

调味

盐适量
米酒适量

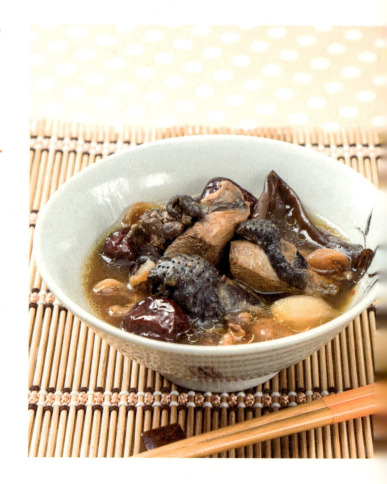

小常识

木耳中铁的含量丰富，常吃能养血驻颜，令人肌肤红润，容光焕发；并含有维生素K，能维持体内凝血因子的正常浓度，防止出血。

做法

1. 乌骨鸡洗净，剁块后氽烫。
2. 木耳切小块，连同鸡块、桂圆、红枣、生姜片和米酒一起放入砂锅中。
3. 煮滚后转中小火慢炖 45 分钟，最后加盐调味即可。

适合：体虚体弱的妈妈

八珍排骨汤

材料

排骨 250 克　　白芍 10 克
黑枣 4 颗　　　甘草 5 克
党参 10 克　　　川芎 10 克
白术 10 克　　　熟地黄 10 克
茯苓 10 克　　　生姜片 10 克
当归 10 克

调味

盐适量

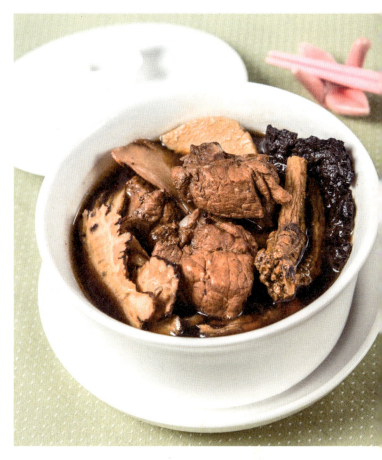

小常识

适用于产后贫血、面色苍白的气血虚弱型妇女，有头晕、心悸、倦怠、腰酸、手足冰冷者。

做法

1. 将药材洗净，放入冷水中浸泡 15 分钟，取出沥干。
2. 排骨放入加有盐的沸水中，汆烫去杂质跟血水，捞出备用。
3. 砂锅中放入排骨、生姜片和所有药材，加水煮至沸腾，盖上锅盖，转小火炖煮 1.5 小时，最后加盐调味即可。

Part 3
"孕"动指南

爱美之心，人皆有之，何况是女人。妈妈的身份是你人生的新起点，而产后也是重塑美丽的大好时机。本章节主要针对孕期和产后运动的相关知识作详细的介绍，旨在帮助广大产后新妈妈在"孕"动中找回自信和魅力！

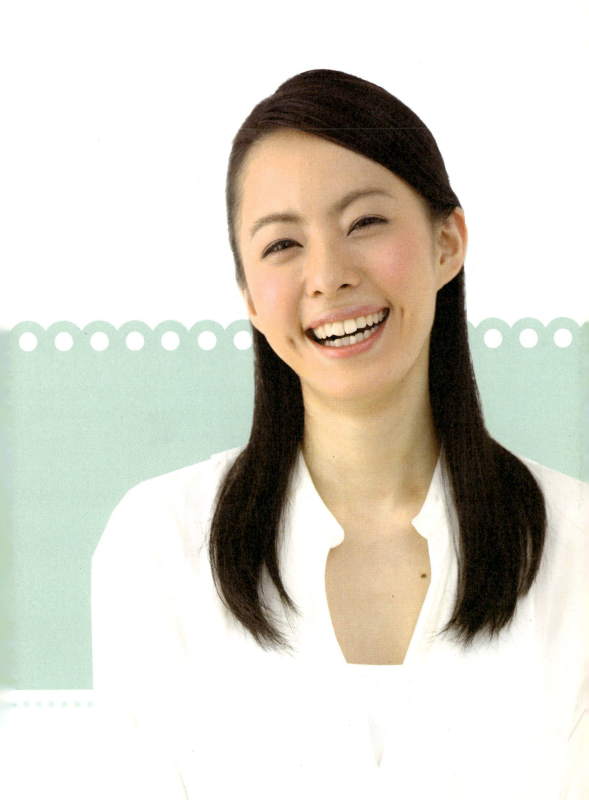

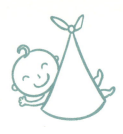

孕初期运动攻略

瑜伽可以保持孕妇的肌肉张力，使身体更加灵活，而且练习瑜伽时，关节需要承受的压力也很小，对孕妇来说是很棒的运动。

颈部运动（孕1月）

❶ 挺直腰背，双腿自然盘起，双手放到膝盖上，掌心向上，食指和拇指相触。

❷ 呼气，头向后，下巴尽量上抬。吸气，头回正中。重复此式3~5次。

❸ 呼气，颈部自然向左转动，吸气，头回正中。

❹ 另一侧也相同步骤。左右重复3~5次，恢复到起始姿势，稍作休息。

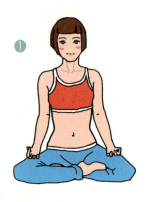

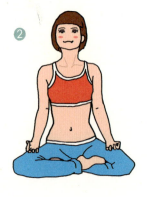

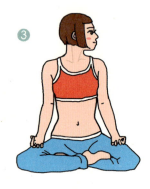

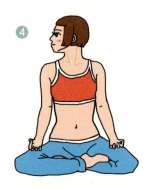

背部伸展（孕2月）

1. 挺直腰背，双腿自然散盘，双手放到膝盖上，掌心向上，食指和拇指相触。
2. 双手握拳，高举过头顶，手肘伸直，吸气，拳头用力握紧。
3. 呼气，手指用力撑开。重复此练习3~5次，然后呼气，恢复到起始姿势，稍作休息。

鳄鱼式（孕2月）

1. 仰卧在垫子上。
2. 弯曲双腿，双脚踩在垫子上，双手掌心向下放在身体两侧。
3. 吸气，伸直左腿向上抬起，保持2~3次呼吸。呼气，放下左腿；吸气，换另一侧做以上动作。呼气，恢复到起始姿势，稍作休息。

脚踝运动（孕2月）

1. 双腿伸直坐于垫子上，双手支撑于臀部后侧，上半身向后倾斜。吸气，双脚脚尖勾起，同时膝盖用力向下压。
2. 呼气，右脚脚尖用力向下压，吸气，右脚脚尖向内勾回；呼气，左脚脚尖用力向下压，吸气，左脚脚尖向内勾回。重复此练习3~5次后，再稍作休息。

功效：
在怀孕期间，孕妇会出现双脚肿胀的现象。此练习可以伸展腿部肌肉，放松脚踝、膝盖和髋部，对缓解脚踝肿胀效果较好。

肩颈活动（孕2月）

1. 挺直腰背，双腿自然散盘，双手放到膝盖上，掌心向上，食指和拇指相触。
2. 吸气，抬起右手，与身体成45度角；呼气，头向左偏，左耳靠近左肩；再吸气，头回正中。重复此式3~5次后，呼气，放下手臂，头回正中，稍作休息。
3. 吸气，抬起左手，与身体成45度角；呼气，头向右偏，右耳靠近右肩；再吸气，头回正中。重复此式3~5次后，呼气，放下手臂，头回正中，稍作休息。

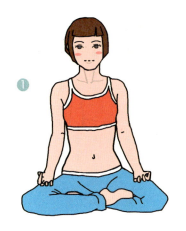

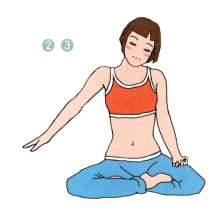

莲花坐侧伸展式（孕3月）

1. 挺直腰背，双腿自然散盘，双手放到膝盖上，掌心向上，双手食指和拇指相触。
2. 将右手指腹撑在右臀部旁的垫子上。吸气，左手伸直高举过头顶。
3. 呼气，身体稍向右侧弯曲，保持3~5次呼吸；吸气抬起上半身。呼气，放下手臂，稍作休息，再做另一边。
4. 同步骤2和步骤3，换边做相同步骤。

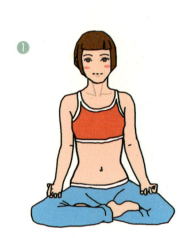

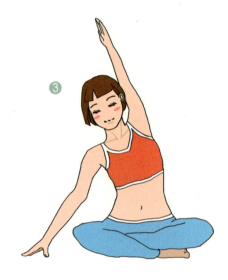

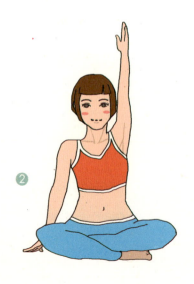

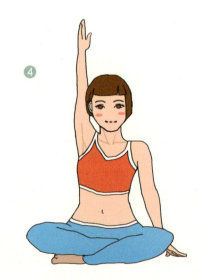

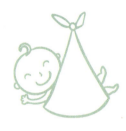

孕中期运动攻略

进入孕中期后,孕妇的肚子会迅速开始增大,此时,孕妇宜多进行训练下肢、腰背肌肉量,以及身体平衡性的体位练习,以增强对日益增大的腹部的支撑力。

手臂伸展(孕4月)

1. 挺直腰背,双腿自然散盘,双手放到膝盖上,掌心向上,食指和拇指相触。吸气,双手前平举,掌心向下。
2. 呼气,双臂左右打开,侧平举,指尖向上翘起。
3. 保持自然的腹式呼吸,将手臂伸直,从前向后旋转3圈,再从后向前旋转3圈。呼气,恢复到起始姿势,稍作休息。

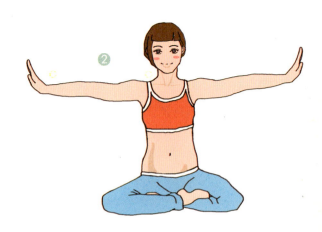

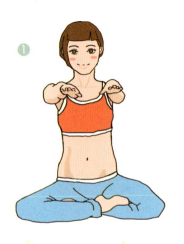

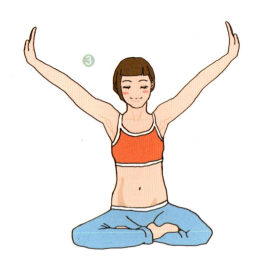

腹背肌运动（孕5月）

❶ 挺直背部，盘腿而坐，两臂上举，掌心相对，深呼吸，手臂向上伸展。

❷ 十指交叉，手臂向外翻转，掌心朝外，身体向右侧弯曲伸展，再向左侧伸展。

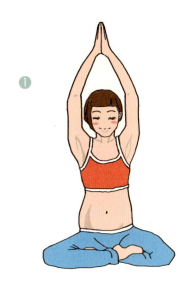

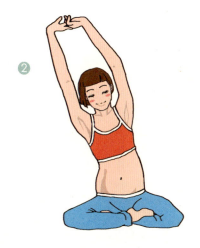

凯格尔运动（孕6月）

第一阶段

❶ 站立，双手交叉置于肩上，脚尖呈90度，脚跟内侧与腋窝同宽，用力夹紧。保持5秒钟，然后放松。重复此动作20次以上。

❷ 简易的骨盆底肌肉运动可以随时随地进行，如在步行时、乘车时、办公时都可进行。

第二阶段

❶ 仰卧在床上，身体放松，双膝弯曲，专注于提肛收缩的动作；特别要注意的是双腿、双臀以及腹肌都不能太过用力。

❷ 收缩臀部的肌肉向上提肛。

❸ 紧闭尿道、阴道及肛门，有一种憋尿的感觉。

❹ 保持骨盆底肌肉收缩5秒钟，然后慢慢地放松，5~10秒后，重复收缩。每天做骨盆底肌运动1~2回，每回10分钟。运动的过程中，照常呼吸、保持身体其他部分放松。可以用手触摸腹部，如果腹部有紧缩现象，则运动的肌肉有误。

练习要诀

凯格尔运动既是一种运动方式，也是一种物理治疗方法。自我进行凯格尔运动的练习，虽然不会产生严重的副作用，但是在学习运动前，最好还是先向医生或专业运动理疗师咨询，以免有不正确的适应证及其他需要先治疗的孕期疾病受到延误。

猫式（孕6月）

① 跪于垫子上，成四角板凳状。将双手分开与肩同宽，再将双膝分开与髋同宽，重心置于双手和双腿之间。

③ 呼气，含胸低头，脊柱向上隆起，眼睛看向收紧的腹部。重复此式3~5次。

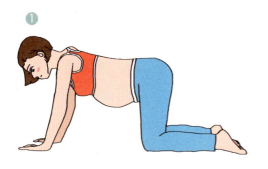

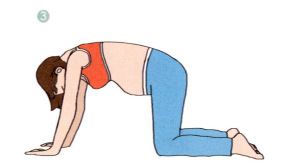

② 吸气，抬头挺胸，塌腰提臀，眼睛看向天花板，伸展整个背部。

④ 恢复到起始姿势，吸气、抬头、向后抬起左腿与地面平行，保持2~3个呼吸；再呼气时，恢复到起始姿势，稍作休息，做另一边。

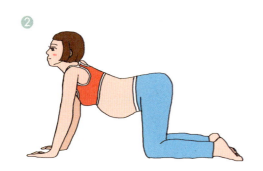

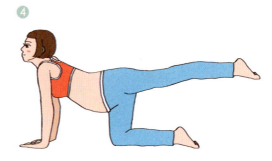

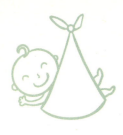

孕后期运动攻略

进入孕后期，孕妇的负担进一步加大，孕妇的行动显得日益笨拙。此时，坚持瑜伽练习，不仅可以使孕妇保持灵活的身体，还能缓解孕期出现的不适。

狗式（孕7月）

① 背部挺直跪在垫子上，双手放在膝盖上。
② 将双手放在垫子上，分开与肩同宽；双腿分开与髋同宽，脚趾踩在垫子上。
③ 吸气，抬高臀部，伸直膝盖；呼气，上半身向下压，保持此姿势，以感觉舒适为限。再呼气，恢复到起始姿势，稍作休息。

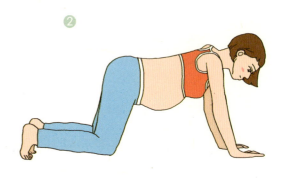

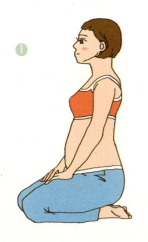

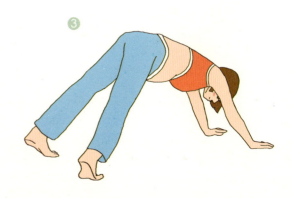

蹲式二式（孕8月）

① 直立，两脚并拢，两手掌心向内，自然下垂。
② 吸气，双手前平举，再将双腿左右稍稍分开。

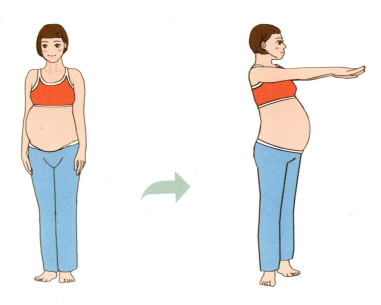

③ 呼气，双膝左右分开向下蹲，保持3~5个呼吸；再吸气时，用四头肌的力量，慢慢站立起来。
④ 呼气再吸气时，踮起脚尖，腰背挺直，保持3~5个呼吸；再呼气时，恢复到起始姿势，稍作休息。

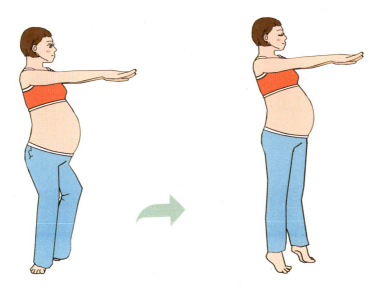

简易户外运动（孕9月）

❶ 站姿，双臂侧平举。双腿分开，手腕弯曲，指尖向上伸展，保持3秒钟。
❷ 双手下垂，左腿向前伸直，脚跟贴地，右腿弯曲，腰背挺直，保持5秒钟。
❸ 站姿，双腿分开与肩同宽，双臂向两侧平举，向上伸展腰背。
❹ 双腿分开两个肩宽，保持侧平举，腰背挺直，身体慢慢向下蹲，注意身体平衡，保持3秒钟。

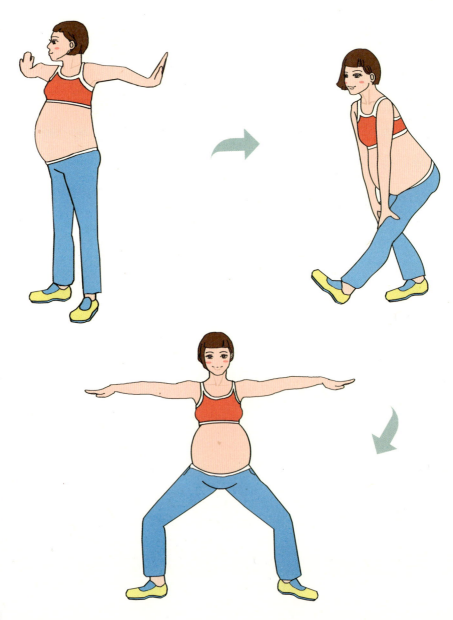

跨步扭脊式（孕10月）

1. 将右腿向前跨步站立，双手自然下垂，掌心向内，放在身体两侧。吸气，挺直腰背。
2. 呼气，弯曲右腿下蹲；吸气，右手支撑住腰部。
3. 呼气，左手抓住右大腿外侧，向右侧轻轻扭转上半身，保持3~5次呼吸。再吸气时，伸直右腿，恢复到起始姿势，稍作休息，换另一侧做以上动作。

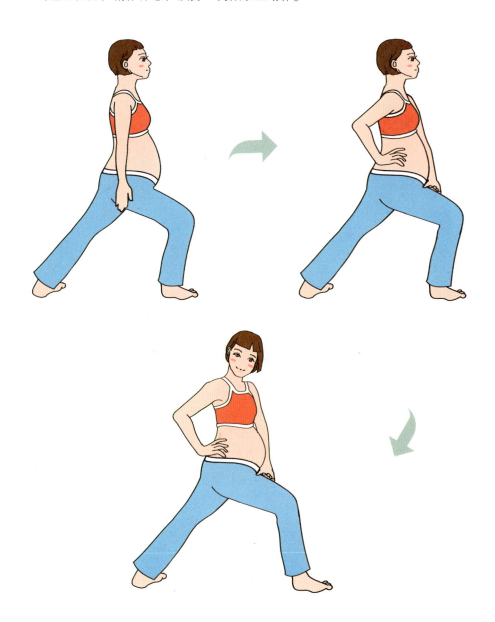

产前体操攻略

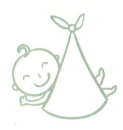

孕妈妈在生产前可以进行哪些体操来促进分娩的顺利呢？赶快跟着本节的内容一起动一动吧！

下蹲——增强骨盆关节柔韧度

一开始，把脚在地板上放平将会很困难，你会感到小腿的肌肉和大腿的肌肉很疼痛地紧绷着。不用过于坚持，因为只要几天的时间你就能毫无困难地做这个练习了。要习惯于你每次弯腰俯身时就做这个动作，而不是向前倾斜。要学会抬高分开的膝盖，背挺直，尤其要避免弯成弓形。为了更好地做出这个动作，请深呼吸，在呼气时重新挺直。

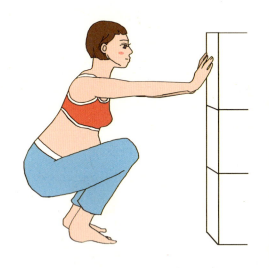

盘腿而坐——增强骨盆关节柔韧度

脚后跟放在臀部下面，膝盖离地，保持背部挺直。一开始，你很快就会感觉累，为了放松，可把腿向前伸开。这个姿势有利于拉牵大腿肌肉和增强骨盆关节的柔韧度，当你习惯了这个姿势时，在读书、看电视等时都可以采用它。如果这个姿势对你来说很困难，可以在臀部下面放一个垫子。

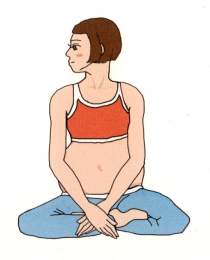

增强会阴弹性

1. 坐下,稍稍向前倾,膝盖彼此分开,前臂和肘放在大腿上;慢慢地收缩会阴,保持几秒钟,然后放松双倍的时间。这个练习坐着、站着都可以做,重复12次,一天2~3遍。这个运动可以一直持续到分娩。为了使会阴的肌肉变发达,做练习时应该有点儿强度,每次至少保持5秒钟。如果中途没有坚持住,要循序渐进地做练习,不能急于求成。
2. 锻炼腹肌。深深地吸气,然后在呼气时缩回腹部大概10秒钟,放松自己,然后重新开始。一天中可以做好几次这个练习。

骨盆摇摆运动

1. 站立,腰部挺直,腹部朝前,把左手放在腹部,右手放在臀部,吸气。
2. 慢慢地逐渐收缩腹肌,夹紧臀部,同时向前向下推动。
3. 同样是做骨盆摇摆运动,不过是通过爬行:胳膊伸直并且垂直,两手相隔30厘米,大腿同样垂直,膝盖相隔20厘米。
4. 慢慢地使背部成凹形,抬头,尽可能高地提臀,做这些动作时吸气,并且使腹部放松。然后,像小猫一样把背弓成弧形,收缩腹部。

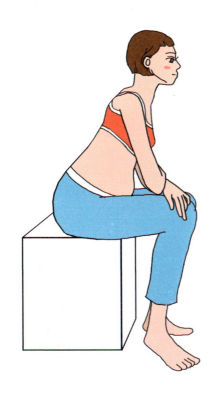
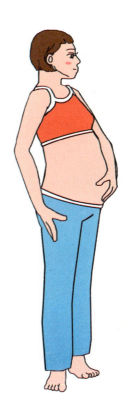

产褥期运动攻略

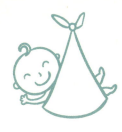

想要告别因分娩造成的臃肿身材吗?想要恢复产前的健康体态吗?产褥运动是最易行、效果最卓越的一种体操,它可以锻炼肌肉、帮助血液循环喔。

脚踝运动(分娩当天)

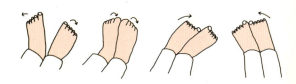

1. 双脚并拢,左脚下扣、右脚上提,再将右脚下扣、左脚上提,双脚交替进行。
2. 脚趾弯曲后再伸直,反复做10次。
3. 双脚脚踝向右旋转,然后再向左旋转。

手腕运动(分娩当天)

1. 将手腕缓慢地上下移动。
2. 将手指按照顺序弯曲后再伸直。
3. 将手腕自然旋转。

胸式呼吸(分娩当天)

平躺在床上,将手放在胸前进行胸式呼吸:先慢慢深吸一口气,使胸部隆起,然后缓缓吐气,反复呼吸6次,让自己全身放松。

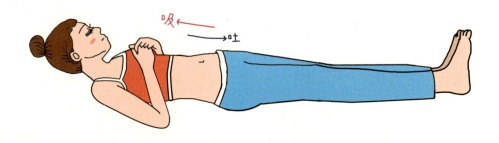

腹式呼吸（分娩第2天）

平躺在床上，将手放在腹部，深深吸一口气，然后缓缓吐气。吸气时，腹部隆起；吐气时，腹部会下降，如此反复呼吸10次。

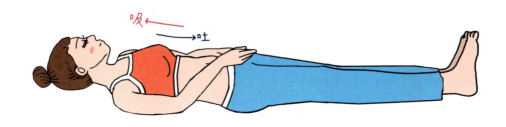

抬头式呼吸（分娩第2天）

平躺，一手置于腹部，另一手放在肋部，缓缓抬起头部，接着双手互换，再做一次。抬头呼吸要领在于深呼吸后停顿，然后抬头后缓缓吐气，双手各做5次，总共做10次。

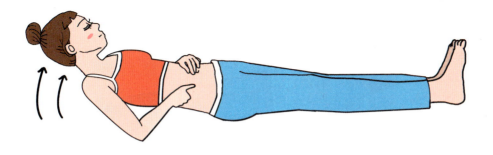

手臂运动(分娩第2天)

平躺,将两臂伸展,和肩膀保持水平,手心朝上;再将手臂抬起,于胸前双掌合十,特别注意手肘不能弯曲,如此反复做10次。

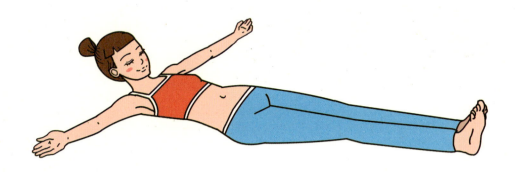

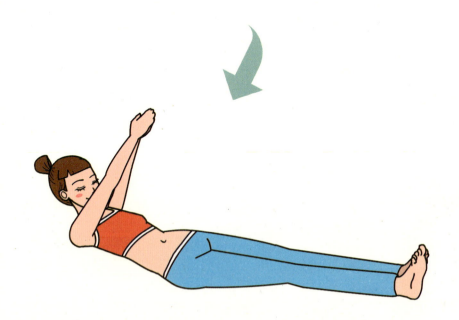

腹直肌运动（分娩3~4天）

平躺，双膝曲起，两手垫于背后，腹部往上挺，反复做5次。

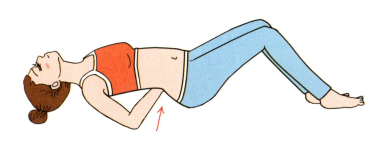

脚踝运动（分娩3~4天）

侧躺，双脚叠放，用上方的脚轻敲下方的脚。再双脚互换，分别做5次。

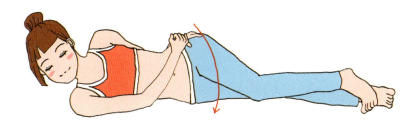

骨盆倾斜运动（分娩3~4天）

平躺，双手置于腰部，右侧腰部向下倾斜，使左侧腰部向上抬起，左右两侧交替，分别各做5次。

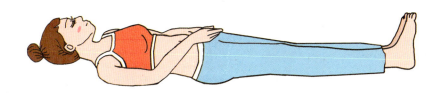

下半身运动（分娩5～6天）

① 平躺，将左膝曲起，并抬起右腿，将右脚掌贴在左大腿部位，深吸一口气，然后缓缓吐出，将抬起的右腿尽量向腹部靠近，然后慢慢把腿放下，置于地面。

② 将向腹部靠近然后置于地面的右腿再次用力向上抬起并伸直，同时深吸一口气，接着把腿放下，同时缓缓将气吐出，左右腿交替运动，分别做5次。

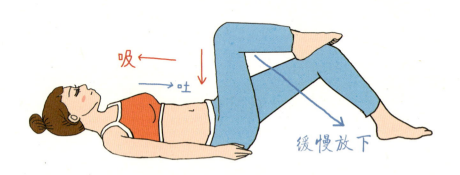

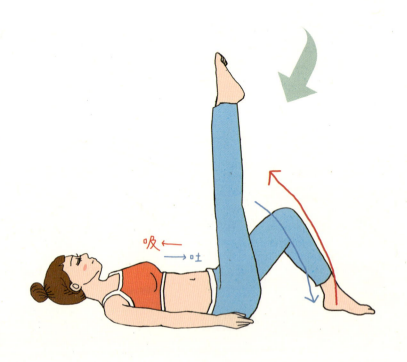

腰部运动（分娩5～6天）

① 平躺，两手垫于头下，双膝弯曲成直角。
② 吸气的同时挺起腰部，持续保持此状态，然后在吐气的同时慢慢将腰部放下，如此反复做10次。

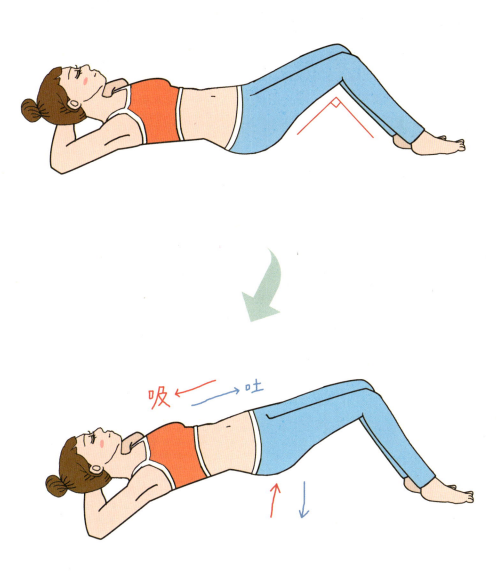

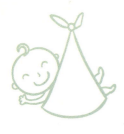

产后瘦身操攻略

产褥运动能帮助皮肤恢复弹性，塑身操能雕塑走样的身材，产妇应在产后6～8周开始练习，每天10～30分钟为宜。

腰部运动方法一

两手放在耳后，慢慢地将身体往一侧倾斜，下半身保持不动，向左右两侧反复做20次以上。

腰部运动方法二

用力扭转身体，抬起左腿，将右手手臂提至胸部，而左手手臂向外伸展；接着换腿继续运动，左右反复做10次。

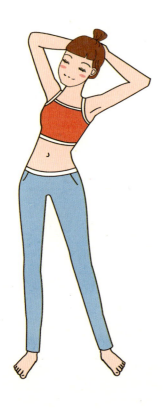

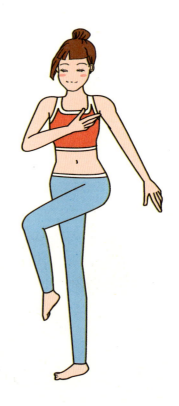

胸部运动方法一

趴在地面,两手张开比肩稍宽,双脚并拢,膝盖触地,接着趴下,弯曲手臂做伏地挺身。要注意不要让臀部向上翘,保持身体水平向上缓缓抬起,才能发挥最佳效果。

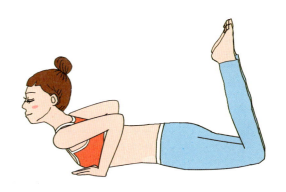

胸部运动方法二

1. 盘膝坐下,将双手合十,深呼吸并向手掌施力,持续5秒钟。
2. 盘坐,双手握拳,一手朝上而另一手朝下后互扣,然后向外侧用力拉,肘部和手臂保持水平,注意不要将肩膀抬得过高。接着变换握拳互扣的方向,分别做5次。

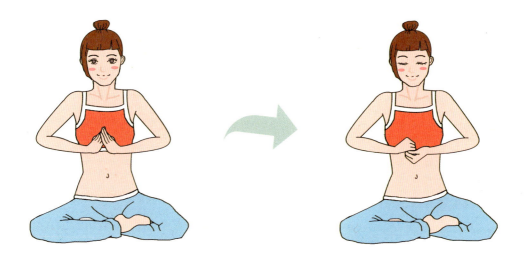

腹部运动方法一

1. 平躺,将两手放在身体两侧。
2. 吐气时,同时将双腿缓缓抬起;吸气时,将双腿慢慢放下,注意腰部不要同时抬起,如此反复做5次。

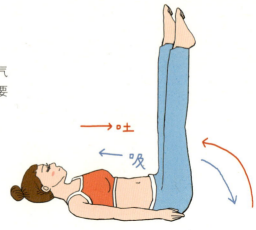

腹部运动方法二

1. 平躺,两手手指交叉枕在头下,双脚并拢曲起,将头部微微抬起,此时家人可以帮忙抓住双脚,让产妇动作更顺利。
2. 腰部稍微用力,挺起上身,右肘碰左膝,左肘碰右膝,左右各做5次。

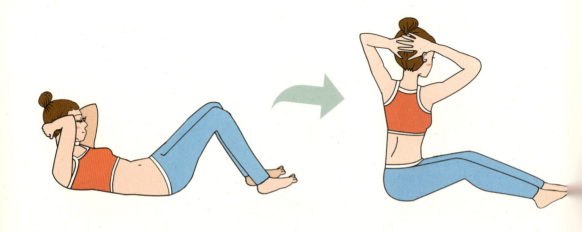

背部运动

趴在地面,两臂收拢至下颌处,将双腿并拢,缓缓向上抬起再放下,如此反复做10次。

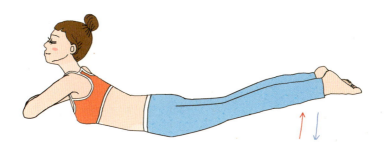

臀部运动

① 膝盖跪在地上,抬起上身,用两臂撑住身体。
② 向后抬腿,将脚尖伸直,使大腿出现紧绷感,保持此姿势,如此左右交替,分别做10次。

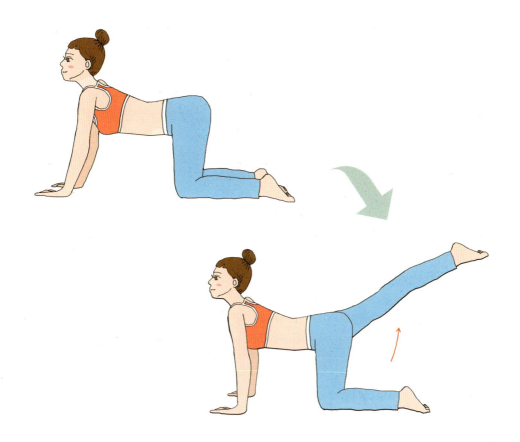

骨盆运动

1. 平躺，膝盖曲起，将两腿分开到能让腰部抬起的程度，两手贴于地面，深吸一口气。
2. 吸气时臀部用力，尽量抬高腰部；吐气时，缓缓放下腰部，可配合口号，反复做20~50次。
3. 注意在抬起腰部时，尽量向内收紧臀部；放下腰部时，避免臀部直接接触地面，如此效果会更显著。

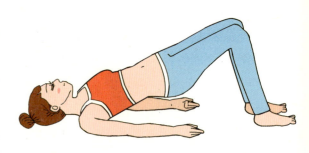

曲线美运动

1. 两腿并拢并侧躺，双手放在地面，抬起上身，以腿和腰的力量支撑全身重量，注意上身尽量和地面保持挺立。
2. 膝盖不要弯曲，慢慢抬起腿后再放下，然后换另一只腿，分别做10次。

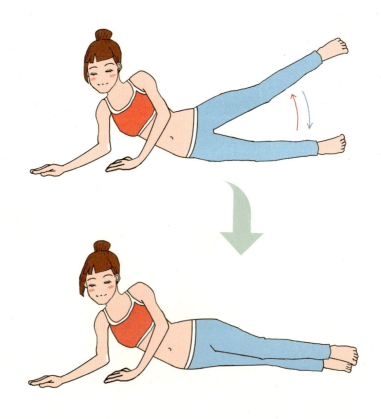

暖身运动

1. 躺于地板上，双脚伸直，朝左右摇动（坐着做也行），这个动作可以活动大腿根部。
2. 双膝立起，张开程度比腰宽一点。吐气时，双膝倒向右侧。吸气时，双膝回到原来姿势；吐气时，再倒向左侧。配合呼吸，慢慢地将双膝朝左右倾倒5～10次。
3. 双手抱膝盖，慢慢朝胸部拉近，再将双膝朝左右摇动，柔软腰部。像划圆般朝右转动双膝5～10次，再换方向转。
4. 背部弓圆，眼睛看着肚脐，前后摆动身体。注意不要用反作用力，也不要往腹部用力压下。背部充分转动后，不要用反作用力，起身。
5. 采取安乐坐坐姿，将气吐尽。吸气时，双肩往上耸抬；吐气时，放下。

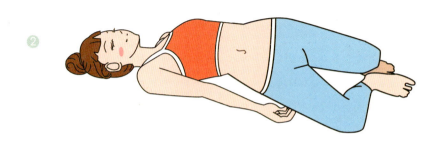

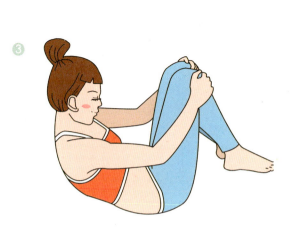

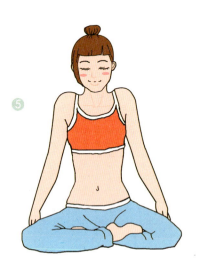

缓和运动

❶ 双手张开与肩同宽，双脚张开比腰略宽。

❷ 双脚大拇趾贴合，吐气时，臀部往后拉，置于脚后跟上面。双手朝前方走路，倾倒上半身，胸部靠在双膝之间，放松。

❸ 额头贴地板，肩膀及手臂的力气慢慢放掉，反复深呼吸。注意力集中将腰部弓圆，能让腰部更加伸展。

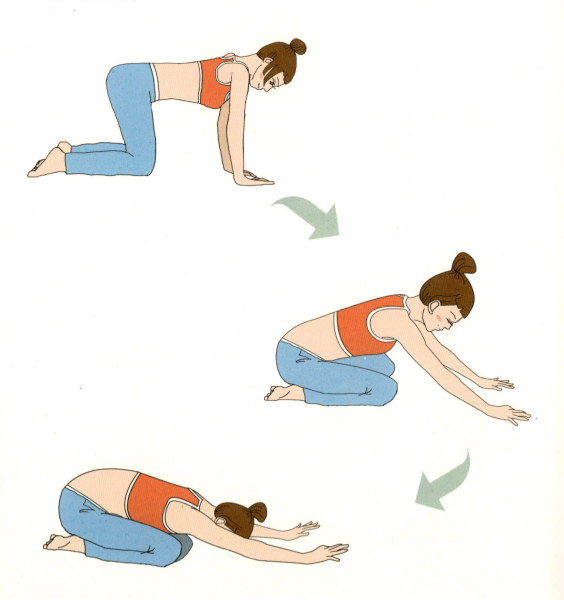

交叉倒膝运动

1. 吐气时,双膝朝左倒下。右手置于斜下方向远处伸展,视线看着指尖。每次吐气时,双肩贴在地板上,感觉体侧及臀部周边都得到伸展。
2. 手大幅转动。专注于让肩膀和背部也一起转动,视线看着转动的手指尖。
3. 右手朝斜上方伸展,手掌朝下,视线落于指尖。再换边做同样的动作。

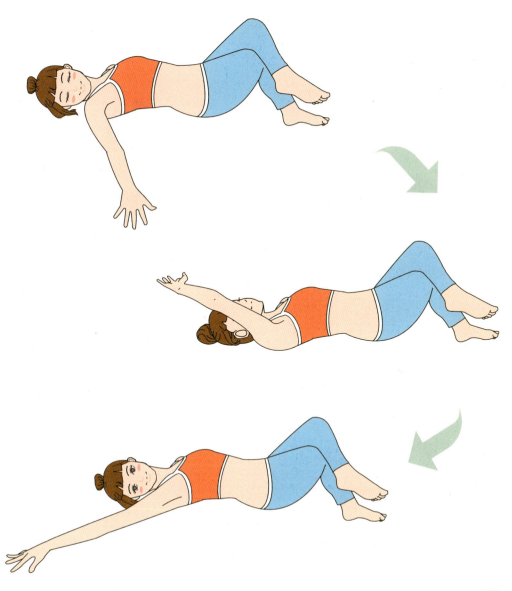

桥式

1. 将脚后跟置于膝盖下方,脚尖与膝盖同方向,腰部稍微弓圆(让骨盆后倾)。两手大幅转动。专注于让肩膀和背部也一起转动,视线看着转动的手指尖。
2. 一边吸气时,一边慢慢将臀部抬高,但注意腰部不要反弓,骨盆维持后倾姿势。吐气,让腹部变平坦,维持这个姿势呼吸3~5次。

大腿运动

1. 站立,双脚打开,两臂向前尽量伸直拉长。
2. 将上身挺起,双膝曲起,保持此姿势,将身体向下蹲,大腿成水平直线时慢慢起身,如此反复做10次。

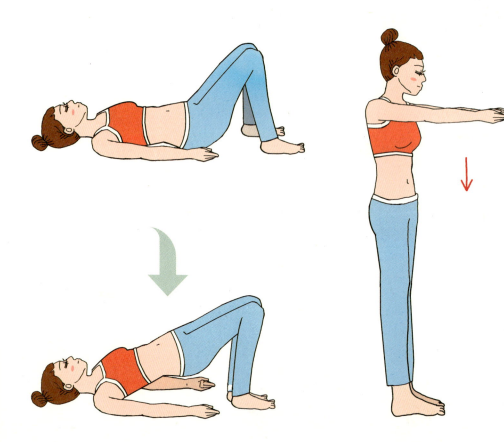

肩胛骨运动

1. 坐在椅子上，伸直背脊。双手朝正上方伸直，手腕交缠，手掌贴合，肩膀放下。先将气全部吐尽，肚脐朝背部收紧，注意腰不能反弓。
2. 一边吸气，一边将双手往上伸直，慢慢往后倒。上半身置于椅背上，尽情伸展。吐气后，恢复原来姿势。
3. 手肘与肩同高，举高至肩膀两侧。手肘保持90度，从侧边位置开始，以手肘朝后转动、划圆圈。

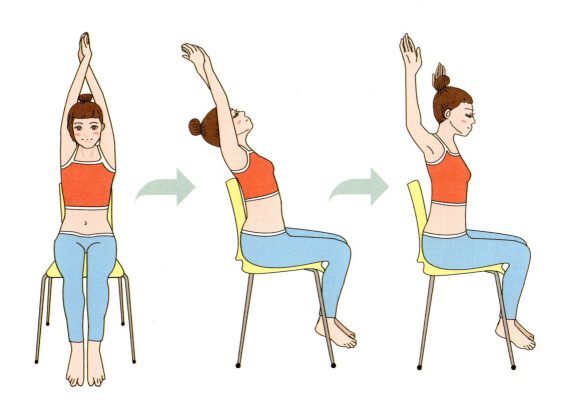

Part 4
孕产Q&A

孕产期间，孕妈妈难免在生活中遇到大大小小的问题，饮食如何安排，运动是否可行，一些生活细节该注意些什么……无论是十月怀胎期间还是产后修身阶段，这些问题都事关妈妈和宝宝的身心健康，不容小觑。

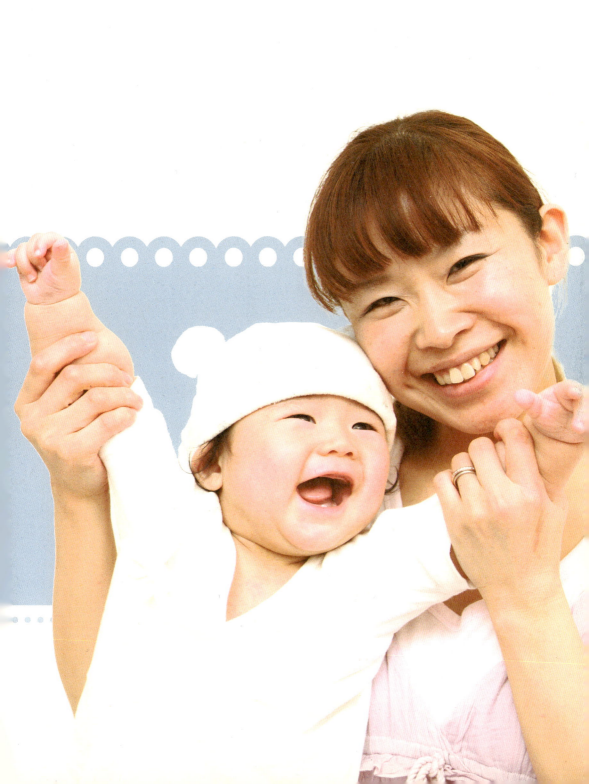

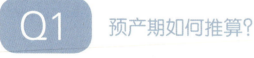

Q1 预产期如何推算?

预先推算出孩子的出生日期,做好临产准备、迎接新生儿的准备都至关重要,切莫忽视。

推算时按整个妊娠280天计算,是以怀孕前最后一次月经的月数加9或减3得出月份,再从月经来潮的第一天日期加上7得出日数,如此,计算出的日期就是"预产期"。例如:最后一次月经是2月1日,则月份2加9等于11月,日期1加7等于8日,那么预产期应是11月8日。如果末次月经是在4月以后,则采取减3的方法计算,如末次月经来潮是4月2日,就是4月份减3,等于次年1月份,2加7等于9日,即次年1月9日为预产期。如用农历来计算,则月份计算相同,只是日期加7天改为加15天。

如果孕妇经期不准、月经日期不清楚或是遇到闰月,则须另作计算。

1. 孕妇以往的月经周期都超过上次月经日期,计算时要加上平均超过的日期,如超过的日期有4、5、6天,则就要在算好的日期加上5天。
2. 哺乳期中,尚未恢复经期就怀孕,或记不清末次月经的日期时,则按下述方法推算:妊娠呕吐在妊娠后第4周左右开始,到12周(即妊娠3个月)时消失,推算时从呕吐开始日期,然后再按一般方法计算;也可按胎动日期计算,一般孕妇感到胎动,约在妊娠后第20周,但计算时,从胎动到开始日期,再往前推140天作为末次月经日期,而后再按一般方法推算出预产期。
3. 遇到闰月,而闰月又在孕期之中,计算时月份减3应改为减4。
4. 假如末次月经、妊娠呕吐或胎动开始日期都记不清楚,还可按子宫底的高度估计:

① 妊娠4个月末,子宫底的高度在肚脐与耻骨之间(耻骨上10厘米)。
② 妊娠5个月末,子宫底在肚脐下二横指,在耻骨上12~17厘米处。
③ 妊娠6个月末,子宫底与肚脐齐平。
④ 妊娠7个月末,子宫底在肚脐上二横指处。
⑤ 妊娠8个月末,子宫底在剑突与肚脐之间。
⑥ 妊娠9个月末,子宫底降到剑突下二横指处。
⑦ 妊娠10个月末,子宫底的高度与第8个月时相同,但腹围比第8个月时大,胎儿先出生的部位已进入骨盆。

Q2 孕妇的肩膀不能拍吗？

早期医学发展有限，因此有关孕妇的许多民俗禁忌流传至今，关于这些孕期禁忌，孕妈妈们应以正确的科学观念和态度来面对。常常听人说起，拍孕妇肩膀会导致流产，事实上，是担心突然拍孕妇肩膀，使孕妇受到惊吓，导致子宫收缩甚至胎盘早期剥离，造成出血，甚至流产、早产现象。因此，为了避免惊吓到孕妇，还是要小心一点才好。

Q3 孕妇可以搬重物吗？

老一辈的想法非常尊敬鬼神，认为孕妇不宜随便搬家、更动居家环境，以免惊动胎神，影响胎儿。其实是因为搬家时要整理东西，或搬有重量的家具，对孕妈妈来说，发生意外的机会较高，也有可能过度劳累，进而影响到胎儿。以现代的医学角度来看，当孕妇搬重物时，可能会造成下腹部用力、子宫肌肉收缩，若是不小心碰撞到腹部，还可能导致出血或胎盘早离剥离。因此在怀孕期间，若必须要搬家、搬重物，或有一些粗重的工作，孕妇可找家人或朋友代劳，以确保母体及胎儿的安全。

Q4 孕期吃药会伤到胎儿吗？

很多孕妈妈怕吃药会伤到胎儿，却没有想到若病情控制不佳，不但会影响到自己，也可能对胎儿造成不小的伤害。通常医生在开药时，会考虑孕妇的怀孕周数，并根据美国食品药物管理局订立的"怀孕用药安全级数"开立药物，多属于A或B级药品的安全药物。事实上，会导致畸胎的药物屈指可数，如治疗癌症的药物才会伤胎。因此，孕妈妈不用过于害怕吃药，若一味拒绝使用药物，而让病情恶化，反而会影响母胎健康。

Q5 孕期能使用药布或酸痛药膏吗?

酸痛药膏或贴布的成分复杂,怀孕初期最好不要使用,后期则是完全不能使用。若于怀孕后期使用含有NSAID(非类固醇抗发炎药物)的贴布,有可能会使胎儿的动脉导管提早关闭,可能会让胎儿面临死亡的威胁。

Q6 孕期能接种疫苗吗?

孕期不建议接种活性减毒疫苗,因为活性减毒疫苗注入人体后,可能会造成轻微的感染。至于死菌疫苗则可在孕期施打,像是流感疫苗,孕妈妈接种后可以避免感染流感病毒,避免流感病毒对母胎健康造成严重的伤害。

Q7 孕期能参加婚丧活动吗?

婚丧喜庆的场面,容易影响人的情绪,尤其是孕期胎教的养成,最重要的是保持心情愉快。另外,婚丧喜庆的场合,往往都在户外举行,需要长时间地站立,夏天气温高,容易中暑,冬天容易感染风寒,因此,还是避免前往婚丧喜庆场所为佳。

Q8 怀孕初期能公开吗?

这项禁忌其实有学理依据,因为怀孕的前3个月是胚胎期,胚胎着床处于不稳定状况,容易有流产的情况发生,若早早对亲朋好友分享怀孕的喜讯,万一胚胎流掉了,不仅折磨当事人的心情,亲朋好友的关心也不免增加其心理负担。

Q9　孕期能按摩吗？

怀孕初期，胎儿较不稳定，任何外界的波动，像是按摩、搬重物，甚至饮食不佳或胎儿本身就不稳定，都有可能造成流产。但进入怀孕中后期以后，孕妇进行按摩的影响不大，甚至正确的按摩可帮助孕妇达到放松的效果。不过，建议进行下肢按摩，可帮助排除孕妇常见的水肿；而肩颈按摩牵扯到神经系统，建议可向妇产科医生询问身体状况后再进行。

Q10　孕期一定要大量进补吗？

民众普遍有"一人吃，两人补"的观念，因此在孕期经常食用炖补类的食物，以满足母体和胎儿的营养所需。其实，除了气血虚弱的孕妇需要以中药调理之外，其他准妈妈只要适当进食即可。此外，进补的食材若含高淀粉、脂肪或加工食物，吃太多会导致过度肥胖，不仅会造成怀孕妈妈行动不便，还会有妊娠糖尿病、高血压的可能，进而增加难产几率。另外，有些孕妇则是因为怕胖，饮食特别清淡，但孕妇每天应摄取足够的营养和各类维生素，宝宝的发育才会健全。即使产后减重不容易，也不建议用水果完全取代正餐，因为水果属性往往偏寒，会降低人体的基础代谢率，且过量摄取会影响正常进餐，恐导致营养失衡。

Q11　孕妈的主食摄入有哪些注意事项？

孕妈妈要多吃粗粮，少吃精制主食。所谓精制主食就是将米、面粉等食物经过多道加工程序，制成精制米或精制面粉，而米和面的加工越细，谷物的营养素损耗就越多，所含营养成分就越少，会导致维生素B_1缺乏症。维生素B_1是参与人体物质和能量代谢的重要物质，如果孕妈妈缺乏维生素B_1，就会使胎儿容易罹患先天性脚气病，以及吸吮无力、嗜睡、心脏扩大、心衰竭等疾病，还会导致其出生后死亡。

Q12 孕期能否在外进食?

孕妈妈要尽量避免在外进食,否则较难以避免高热量、高油、过咸等问题。因此孕妈妈要管住嘴,如果遇到外食部分食物不健康,可以自带一些蔬菜沙拉等口味清淡的食物。如果已经吃了较多过咸的食物,孕妈妈要增加日间饮水量,尽量析出体内的盐分,也可喝一些牛奶,但是不要在晚饭后饮水过多,以免加重水肿及夜尿。

Q13 如何缓解孕期失眠?

1. 睡前喝一杯热牛奶

   睡前喝热牛奶能增加人体胰岛素分泌,促进色氨酸进入脑细胞,使大脑分泌有助于睡眠的血清素。牛奶中还含有微量吗啡式物质,具有镇定安神作用,能够促使孕妈妈安稳入睡。

2. 晚餐喝些小米粥

   将小米熬成稍微黏稠的粥,在睡前半小时适量进食,有助于睡眠。小米中的色氨酸含量极高,具有安神催眠作用;并且富含淀粉,进食后可促进胰岛素分泌,进而增加进入大脑的色氨酸含量,使大脑分泌更多有助于睡眠的血清素。

3. 适当吃些坚果

   坚果中含有多种氨基酸和维生素,有助于调节脑细胞的新陈代谢,提高脑细胞的功能。孕妈妈睡前适当吃些坚果,有利于睡眠。

4. 临睡前吃一个苹果

   中医认为,苹果具有补脑养血、安眠养神的作用,并且其浓郁的芳香气味,有很强的镇静作用,能催人入眠。

5. 在床头放一个柑橘

   孕妈妈吸闻柑橘的芳香气味,可以镇静中枢神经,帮助入眠。

Q14 孕期能否用蛋白质粉代替肉类补充蛋白质?

孕妈妈最好不要以服用蛋白质粉的方式来补充动物蛋白质的不足。这是因为孕妈妈一旦服用蛋白质粉超标,很容易导致水肿、高血压、头疼、头晕等症状,会加重肾脏负担,对母婴健康都十分不利。若一定要服用,须遵照医嘱行事。

Q15 孕妈妈可以吃含草酸的食物吗?

菠菜、竹笋、茭白等蔬菜不仅营养丰富,还含有孕妈妈所必需的叶酸,但是这些食物中均含有较多的草酸。草酸会破坏人体对蛋白质、钙、铁、锌等营养素的吸收,长期食用会导致胎儿生长缓慢或发育不良。但是这些食物也不是不能食用,孕妈妈可以定期少量进食,在烹调时一定要先用开水烫一下,去掉大部分草酸,再进行后续烹制,并避免营养素流失。

Q16 孕期可否吃火锅?

孕妈妈应避免在外用餐,尤其要避免在外吃火锅,这是因为一般餐厅所使用的汤底、材料的安全卫生无法让人放心。如果孕妈妈偶尔想吃一次火锅,可以在家中自行准备材料,把好食物安全关。在吃火锅时,一定要注意将食物烫透、烫熟后再吃,尤其是肉类食物,其中含有很多弓形虫病菌,短暂加热很难杀死,一旦被孕妈妈吃进肚中,病菌会通过胎盘传染给胎儿,造成发育受阻甚至畸形。此外,要多备一双夹取生食物的筷子,生、熟食物分开夹取,避免生食物中的细菌和病菌被筷子带入口中。

Q17 不爱吃肉的孕妈妈该怎么办？

1. 选择近似动物蛋白的植物蛋白
   近似动物蛋白的植物蛋白主要是指豆类及豆类制品中的蛋白质。豆类食物中的植物蛋白质中的氨基酸组成成分与动物蛋白十分近似，能使人体较容易吸收利用。孕妈妈可以在饮食中适当多吃一些黄豆、绿豆、红豆、豆芽、扁豆、豆腐、豆浆、豆干、豆皮等食物。

2. 选择含有动物蛋白的乳制品和蛋类食物
   乳制品和蛋类食物中含有的蛋白质也属于动物蛋白，能够帮助孕妈妈补充所缺乏的动物蛋白。孕妈妈每日可以喝2~3杯牛奶，可以用孕妈妈奶粉代替鲜奶，不敢喝牛奶的孕妈妈也可以用芝士、优酪乳等替代；每日吃1~2个鸡蛋，或者3~5个鹌鹑蛋。

3. 多补充些其他富含蛋白质的食物
   除上述所列食物外，其他富含蛋白质的食物主要包括谷物类食物和坚果类食物。这两类食物都属于植物性蛋白，孕妈妈可依怀孕前的身体状况跟目前的身体情况作比较，每日适当进食，以补充缺乏的蛋白质。

Q18 孕妈妈孕吐严重时，可以不吃早餐吗？

无论孕吐与否，孕妈妈一定要吃早餐。怀孕后，孕妈妈的身体负担越来越大，不吃早餐很容易使孕妈妈低血糖，导致头晕，降低体力，还会使胎儿受到这种不规律饮食的影响。为了使胎儿的发育不受到影响，能够顺利分娩，孕妈妈一定要在怀孕早期就养成良好的早餐习惯。孕妈妈不仅要吃早餐，还要保证早餐品质，如应多吃一些温胃食物，如燕麦粥、牛奶、豆浆、馒头、杂粮粥、鸡蛋等。如果一开始不习惯在早餐吃很多食物，或者因为孕吐而没有胃口，可以吃一些清淡小菜，或者苏打饼等食物，逐渐打开胃口，再适当多吃一些营养丰富的食物。

Q19 孕早期需要喝孕妇奶粉吗？

孕妇奶粉比一般奶粉多添加了多种怀孕期所需要的营养素，如叶酸、铁、钙、DHA等，能够满足孕妈妈的营养所需。但是在怀孕早期，孕妈妈还不需要大量的热量和营养素，只要日常的饮食均衡即可，况且处在恶心、呕吐等反应中的孕妈妈，也会对奶粉产生抗拒。等到了怀孕中期和怀孕后期，不适反应消退，孕妈妈的营养摄取不能满足胎儿的快速成长时，再进行补充即可。

Q20 如何缓解孕期不适？

1. 远离恶心的气味

   孕妈妈会因人而异地对厨房油烟、汽车尾气、肉味等气味产生反感，甚至会加重头晕、恶心、呕吐等不适，因此孕妈妈要远离容易让自己感到恶心的气味，减少孕期不适产生。

2. 多吃能调味的食物

   孕妈妈可以依照自己的喜好，多吃一些具有提味效果或特殊味道的食物，以增强食欲，如榨菜、牛肉干、柑橘、酸梅、优酪乳、凉拌黄瓜、糖醋排骨等食物。

3. 遵循少量多餐的原则

   孕妈妈一次不要进食太多食物，否则很容易因胃部胀满而更易引发呕吐。因此孕妈妈可以遵循少量多餐的原则，在三餐中进行加餐，可以每2~3小时少量进食一次，如吃些苏打饼、面包、瓜子、乳制品、水果等。

4. 适当多吃液体食物

   频繁呕吐的孕妈妈要适时补充水分，可以在饮食中多喝一些粥类、鲜榨水果汁、新鲜水果等食物，以补充身体流失掉的大量水分，也可预防便秘及痔疮产生。

Q21 如何缓解焦虑情绪?

进入怀孕第7个月,孕妈妈发生早产的可能性开始出现。有些孕妈妈容易产生焦虑和抑郁的情绪,而影响自己和胎儿的健康。如果孕妈妈能适当多吃一些适合的食物,就能安抚不安的情绪,使自己变得轻松。建议孕妈妈可以多吃一些富含B族维生素、维生素C、镁、锌的食物,如五谷杂粮、柑橘、橙子、香蕉、葡萄、木瓜、香瓜、鸡蛋、牛奶、肉类、西红柿、大白菜、红豆、坚果类以及深海鱼等食物。

Q22 妊娠糖尿病孕妈妈在饮食上要注意什么?

妊娠糖尿病孕妈妈在饮食上要比正常孕妈妈更加注意和小心。除了要能提供足够的营养素给胎儿正常生长发育,又要能将自己的血糖控制在合理范围内,减少流产、早产和难产的发生率。因此,妊娠糖尿病孕妈妈应严格遵循以下的饮食原则:

1. 要更加严格控制热量摄取,避免肥胖,否则会加重病情。
2. 增加膳食纤维摄取,避免吃含糖量过高或过油的食物。
3. 增加少量多餐的次数,以每日5～6餐为宜,每次不能进食过多的食物。
4. 不能不吃淀粉类食物,但要控制摄取量。
5. 早晨血糖值较高,因此早餐要少吃淀粉类食物。
6. 保证每日喝2杯牛奶,但不宜过量。
7. 烹调用油只选择植物油。
8. 避免食用已经放置过一段时间的食物。
9. 用粗粮代替精制主食,少吃精制加工食品。
10. 少吃含水量少的食物。

Q23 孕期如何科学吃水果？

孕妈妈吃水果能够补充大量的维生素和纤维素，为胎儿提供丰富的营养。但如果没掌握好正确吃水果时间则会造成肥胖，并且不利于营养吸收。所以，建议不要在晚饭后及睡前吃，这样会导致大量热量囤积，使孕妈妈出现过度肥胖。最好在上午10点和下午3~4点的加餐时段吃，既易于消化，又能使水果的营养价值发挥到最高水准。

Q24 如何安排临产饮食？

从规律宫缩开始出现，一直到胎儿顺利娩出的这一过程，通常要持续12个小时以上，在这段难熬的时期，孕妈妈的能量消耗是巨大的，需要少量多餐地补充一定的能量。尽量选择形式为易消化、少渣、适口的流质或半流质食物，成分为高糖或淀粉的食物。不要吃大块状的固体食物或豆类食物，这些食物极易造成腹胀和消化不良，非常不利于生产。

Q25 孕期吃鱼怎么选？

1. 少吃汞含量超标的鱼
   汞进入孕妈妈体内后，会破坏胎儿的中枢神经系统，影响胎儿的大脑。
2. 少吃深海鱼
   某些深海鱼体内可能带有寄生虫及细菌，处理时要彻底洗净，烹调中要煮熟、煮透。
3. 少吃鱼的加工食品
   咸鱼、熏鱼、鱼干等加工腌制品含有亚硝酸胺类致癌物质，孕妈妈尽量不要食用，而煎炸时烧焦的鱼肉中含强致癌物，也不能食用。

4. 少吃污染的鱼类

由于环境污染，可能会有很多有毒物质在鱼体内蓄积，因此孕妈妈在买鱼时，除了要注意鱼本身是否新鲜外，还要尽量避免购买被重金属或农药污染的鱼。长相畸形的鱼以及死鱼体内很有可能已经发生了病变，孕妈妈千万不要食用，以免伤己又伤胎儿。

5. 少吃罐装鱼

罐装鱼孕妈妈也要少吃，尽量食用新鲜宰杀的鱼类，以防止过量摄取有害物质。

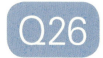 临产前需要准备什么？

1. 心理准备

产前要做好充分的心理准备，排除一切精神干扰，打消各种顾虑与烦恼，保持心情舒畅，以期待的心开心迎接分娩日到来。

2. 临产前要做好清洁卫生

产期即将来临，要将坐月子用的卧室打扫干净，最好用醋酸或苏打水消毒，室内布置干净，让室内空气流通，光线柔和，窗明几净；产妇在此环境中坐月子，不但能减轻产后痛苦，更能预防产后疾病，有利于身体恢复健康。

靠近分娩期，产妇必须以淋浴方式彻底沐浴，不可坐浴，以防真菌、滴虫等病菌感染；预产期前几天，要特别注意外阴部清洁，每天早晚以肥皂和温水反复清洗外阴部、大腿内侧与下腹部。若临产前产妇患有阴道炎、阴道分泌物较多，或化验报告验出阴道内真菌、滴虫或清洁度在"++"以上者，除须求助医生外，可选用中药银花藤、野菊花、苦参、土茯苓、防风、地肤子各30克煎汤熏洗，或用1:1000的新洁尔灭溶液，及1:5000的高锰酸钾溶液洗涤，早晚各一次，每次洗涤后需换上干净的内裤。

3. 临产前必须吃饱喝足

产妇吃饱喝足是为了生产时有足够体力，在生产时，子宫和腹肌的收缩运动需要食物供给热量，分娩时用力出汗也会大量消耗体液，需要供给足够的水分。一般来说，产妇在临产前宜选食猪肉、白面、红糖、米、红薯、蛋及含糖较多的水果。

产妇脾胃虚弱，或临产时进食太少，以致缺乏体力，会导致宫缩无力，产程进展缓慢，容易引起感染；若胎儿的头迟迟不出来，压迫盆底软组织，或造成局部缺血水肿，严重时可能坏死。如果产妇患病不能进食，要提前住院治疗，进行输液，以确保分娩正常进行。

4. 临产前禁止同房

最好在临产前2～3个月便分床，避免性行为发生，因为房事进行中，容易将细菌带入阴道，而且太激烈的性行为会使阴道和子宫颈充血，分娩时感染率会提高。

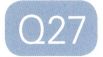 自然产与剖宫产的优缺点有哪些？

近年来，越来越多孕妇或其家人选择以剖宫的方式生产，造成此现象的原因是很多人觉得剖宫产快速、安全、无分娩痛苦，而且新生儿不经阴道挤压，有利于智力发展和身体健康。但其实女人生孩子，经阴道分娩是自然本能，也是生产最可靠的方式，95%以上的孕妇都可以顺利通过阴道分娩出胎儿，难产率仅占3.5%。

1. 分娩过程中，自然产的优点：

❶ 胎儿在子宫中依赖母体生活，经阴道自然分娩，子宫有节奏的让胎儿胸部受到压缩和扩张，使出生后婴儿的肺泡富有弹性，容易扩张，利于婴儿顺畅呼吸。

❷ 分娩时，胎儿头部虽然受到阴道挤压可能拉长变形，但这种状况是一种适应性变化，出生后1～2天即可恢复，并不会损伤大脑，也不会影响胎儿智力。

❸ 临床实验证实，自然分娩产后感染、大出血等并发症较少，且体力恢复较快。

2. 生产过程中，剖宫产的缺点：

❶ 分娩时胎儿未经阴道挤压，不利于新生儿呼吸系统的建立，其肺部发生病变的可能性较大。

❷ 剖宫让产妇经历一次大手术，失血比自然产更多，产后恢复较慢。

❸ 手术造成的伤口和失血状况，使产妇身体虚弱，容易受到感染。

❹ 手术过程可能会损害腹腔等器官，会导致日后续发性肠粘连。

❺ 术后子宫会留下很大的疤痕，如果再次怀孕，可能会有子宫破裂的危险。

Q28 坐月子的时间以多久为宜?

多数人认为坐月子时间为一个月,这是不正确的,医学上称坐月子为"产褥期",是指胎儿出生、胎盘娩出后到产妇身体及生殖器官复原的一段时间,需6~8周,42~56天,即为一般规定的产假日期。

产前孕妇担负着胎儿生长发育所需的营养,母体内各系统发生系列适应性变化,尤以子宫最为明显,子宫肌细胞增生,到妊娠晚期子宫重量增加到非孕期的20倍,容量增加到1000倍以上。孕期会造成心脏负荷增大,血液流速加快,心跳每分钟增加10~15次,心脏的容量增加10%,才能供给胎儿及自身需求;造成肺脏通气量增加到40%,出现鼻、咽、气管黏膜充血水肿等症状;造成肾脏也会增大、输尿管加粗、肌肉扩张力降低、蠕动减缓,其他如肠胃、内分泌、皮肤、骨骼、关节、韧带等都会产生变化,但这些变化在分娩后都会逐渐恢复正常,因此,产妇需要特别注意产褥期的休息与调养,以防留下产后疾病,就是俗称的"月子病"。

Q29 恶露是什么?

1. 红色恶露,是产后第1~4天内排出的分泌物,呈鲜红色,含较多血量,可与平时经期相比,或稍多于月经量,有时会带有血块。
2. 浆液性恶露在产后4~6天排出,呈淡红色,含有少量血液、黏液及较多的阴道分泌物,还有细菌生长。
3. 白色恶露在产后一周以后排出,呈白色或淡黄色,含有白血球、胎膜细胞、表皮细胞和细菌等成分,形状如白带,但较平时的白带量稍多些。

每个产妇都有恶露,但排出的量和时间都是不同的,平均总量在500~1000毫升;正常的产妇需要2~4周,少数产妇会持续到1~2个月。而在喂奶时,宝宝吸吮乳头,可引起反射性子宫收缩,有利于恶露排出。

Q30 如何安排月子餐？

1. 多吃营养价值高的食物

   产后所需的营养不比孕期少，尤其要多补充蛋白质、钙和铁等，如牛肉、鸡蛋、牛奶、动物肝肾及豆类制品，也可用猪骨和猪蹄炖汤。

2. 合理的饮食搭配

   产妇摄取的营养要全面，不可偏食，也并非吃得愈多愈好，像是鸡蛋中虽然含有丰富的蛋白质，但一般产妇每天吃3个就足够了，超量进食会引起消化不良。此外，蔬菜和水果对产妇十分有益，其中所含的维生素还能促进乳汁正常分泌。

3. 多吃易消化及刺激性小的食物

   有些食物虽营养丰富，但不易消化，吃多了可能会引起肠胃不适或便秘，特别是产妇活动量较小，消化受到限制。产妇要避免吃刺激性强的食物，容易造成便秘，若产妇长期便秘，可能诱发子宫脱垂。

4. 不偏食、不盲目忌口

   哺乳期间要特别注意补充营养，才能满足自身及宝宝的需求，如果产妇有挑食习惯，哺乳时也必须改正，不要听信传言而盲目忌口，否则会造成自身及宝宝营养不良。

Q31 产后多喝黑糖水或红糖水对身体有益吗？

黑糖既能补血，又能供应热量，是很好的补益饮品，但长期饮用对子宫的复原不利。因为产后恶露逐渐减少，子宫收缩趋于和缓，如果长期饮用黑糖水，黑糖的活血作用会使恶露的血量增加，造成产妇继续失血；而且在夏天坐月子的产妇如果喝得太多，也会导致出汗过多，使身体虚弱，甚至引起中暑。

而黑糖与红糖的做法都是将甘蔗榨汁除去杂质后以高温熬煮，只是黑糖熬煮的时间较红糖长，因此颜色较深、味道也较浓，基本上功效是相同的，饮用的时机妈妈需要特别注意。

Q32　产后可以吃盐吗?

孕妇在怀孕时,或多或少会有水肿问题,怕吃太多盐会加重产后水肿状况,但其实产后妇女出汗多,乳腺分泌旺盛,体内容易缺水及缺盐,因此补充适量盐分是必须的。而且月子餐如果餐餐吃无盐料理,也会让妈妈感到食欲不振,浑身无力,反而不利于身体恢复。

Q33　产后多吃蔬菜水果对身体有哪些好处?

产后多吃蔬菜水果可以帮助妈妈改善便秘问题、帮助毒素代谢,因蔬菜和水果富含维生素、矿物质和膳食纤维,可以促进肠胃功能恢复,促进碳水化合物、蛋白质的吸收利用。至于水果的种类应选择温热属性的,如苹果、榴莲、葡萄、樱桃等;蔬菜可选择包菜、西蓝花、芥蓝菜、红薯叶等非凉性蔬菜。

Q34　产后多吃鸡蛋对身体健康有益吗?

鸡蛋中含有丰富的蛋白质和其他人体所需的营养成分,是月子中产妇必备的营养食物,但食用鸡蛋还是需要注意,在分娩后几小时内,因产妇体力消耗大,且出汗多,导致体液不足,消化能力降低,因此最好不要食用鸡蛋,以免消化不良,造成肠胃负担。

产妇每天吃3个鸡蛋就足够了,因为吃得过量也无法吸收,甚至可能引起胃病;且烹调鸡蛋的方法也可多些变化,可做成蛋羹、荷包蛋,甚至搭配其他蔬菜,不要单纯煮着吃,因为鸡蛋中的蛋白质不易被吸收及消化。

Q35 哺乳妈妈饮食有什么注意事项？

正在哺乳的妈妈对于饮食一定要谨慎，因为哺乳妈妈吃的食物都会经由乳汁传递给婴儿。饮食上应选择当季新鲜蔬果、避免刺激性食物，且要选择质地柔软且易消化的食材。需特别注意，在哺乳期间产妇吃包菜、芥蓝、萝卜，可能会导致婴儿腹部胀气；吃太多甜瓜、桃子、柑橘、杏、李，喂奶后可能会造成婴儿腹泻和腹痛；吃乳酪、优酪乳、冰激凌等乳制品，婴儿可能会出现过敏反应，产后2周内应禁食乳制品；而咖啡、绿茶、红茶、巧克力中含有咖啡因，为宝宝健康着想应减少摄取。此外，刺激性食物如蒜头、洋葱等食物应尽量避免，否则母乳中会散发蒜头、洋葱的独特气味，宝宝可能拒绝吸奶。

Q36 剖宫产妈妈可以催奶吗？

妇产科医生使用的麻醉药不会造成乳汁的变异，所以剖宫产的妈妈是可以立即哺乳的。而妈妈泌乳减少的原因，主要是宝宝吸吮的刺激不足、哺乳次数不足或过早添加配方奶，可配合食补或按摩进行催奶。首先起居要安排得当，不要过度劳累，睡眠应充足，且饮食要营养均衡，多喝些鸡汤、鱼汤、排骨汤或猪蹄汤。如果奶量不足，宝宝必须人工喂养，妈妈也不用太过担心，因为人工喂养的宝宝也能健康长大。

Q37 产后需要尽早喂奶吗？

母乳在宝宝尚未出生时就已经开始分泌，"母乳要生产完几天才会有"是错误的观念。母乳是婴儿唯一的天然食物，及早地、不时地吸吮乳头是刺激乳汁分泌的最佳方法，婴儿边吸吮乳汁会边分泌，愈是吸吮奶愈多，如此可促使乳腺畅通，防止奶胀，还能预防乳腺炎的发生。

Q38 新妈妈如何哺乳？

哺乳时要掌握给宝宝喂奶的正确姿势和方法，错误的姿势可能会造成宝宝无法进食、呛到，甚至窒息。首先需先做好准备工作，要帮宝宝包好尿布，妈妈清洗双手，用温开水擦净乳头，坐着将宝宝斜抱在怀里；妈妈用一只手的食指与中指夹住乳头，同时轻压乳房，将乳头和乳晕放入宝宝嘴里吸吮，这样可以避免乳房堵住宝宝的鼻孔而影响呼吸，又可轻轻将乳汁挤出帮助宝宝吸奶，如此两边乳房轮流喂食，每侧至少吸5~10分钟，可预防胀奶。

Q39 新生儿体重下降正常吗？

新生儿出生前几天，体重都会比出生时还轻，这是一种正常现象，医学上称为"生理性体重下降"，一般会比出生时要减轻3%~9%。如果能做到正常哺乳，经过7~12天就可以恢复正常，早产儿在2~3周也可以恢复。

造成新生儿体重下降的原因，主要是胎儿出生后排出胎便和尿液，以及呼吸和出汗排出水分等，造成摄取少排除多的现象，这种状况下，只要给新生儿补充糖水，提前哺乳，保持奶量充足，可以改善此现象。

Q40 新生儿腹泻怎么办？

轻度的腹泻，大便为黄绿色，带有少量黏液，有酸臭味，呈薄糊状，每天大便约10次以下；如果每日大便次数多达10次以上，就会出现明显脱水、宝宝哭声低微、体重锐减、尿少等症状，如不及时送医治疗还会出现水与电解质紊乱及酸中毒等严重后果，所以新生儿发生腹泻时，应及时治疗，不可轻视。